Recopilación de
Criterios Diagnósticos

Carlos Vázquez

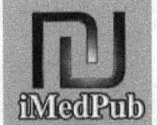
iMedPub

Editado por:
Internet Medical Publishing

Título Original de la Obra:	*Recopilación de Criterios Diagnósticos 2012.*
Autor:	Carlos Vázquez.
ISBN 13:	978-1475069846
ISBN 10:	1475069847
Diseño interiores y portada:	Elizabeth Log
	elizbeth.log@hotmail.com
Versión editada por:	**Internet Medical Publishing**
	info@imedpub.com
	http://imedpub.com/
Primera Edición	**2012**

Recopilación de
Criterios Diagnósticos

Carlos Vázquez

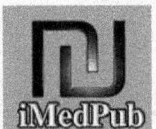

Editado por:
Internet Medical Publishing

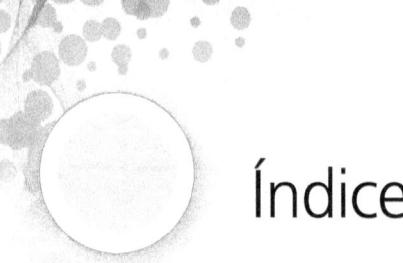

Índice

Prólogo

En las últimas décadas las definiciones nosológicas se han clarificado para una gran multitud de procesos mórbidos. Este ejercicio clarificador permite identificar con mayor precisión, y con carácter universal para los clínicos de cualquier parte del mundo, la definición de caso. La unificación de criterios tiene multitud de ventajas tanto para la práctica clínica habitual como para la inclusión de pacientes en ensayos clínicos. No obstante, los criterios diagnósticos también exigen al médico conocer, primero su existencia, y luego su contenido.

Obviamente tratar de memorizar los criterios diagnósticos de muchas enfermedades resulta tarea ardua. Por ello, hemos creído interesante desarrollar este libro en el que me he encargado de recopilar los criterios diagnósticos de uso más frecuente.

Cualquier médico se beneficiará de este libro, pues incluye criterios relativos a enfermedades de todos los sistemas y especialidades clínicas; con especial incidencia en enfermedades sistémicas, cardiovasculares, endocrinológicas, neurológicas, del aparato digestivo y del aparato respiratorio.

En la versión para eBooks los títulos de los capítulos están enlazados a la entrada correspondiente del blog, para que si se desea se pueda consultar fácilmente la versión online y ver, por ejemplo, si existen actualizaciones de dichos criterios. Si desea ampliar la información sobre criterios clínicos existente en este libro puede hacerlo en el blog "Criterios Diagnósticos" http://criteriosdiagnosticos.blogspot.com/ y en la red social Medicalia.org.es

Espero que les resulte de utilidad.
Dr Carlos Vázquez
Editor

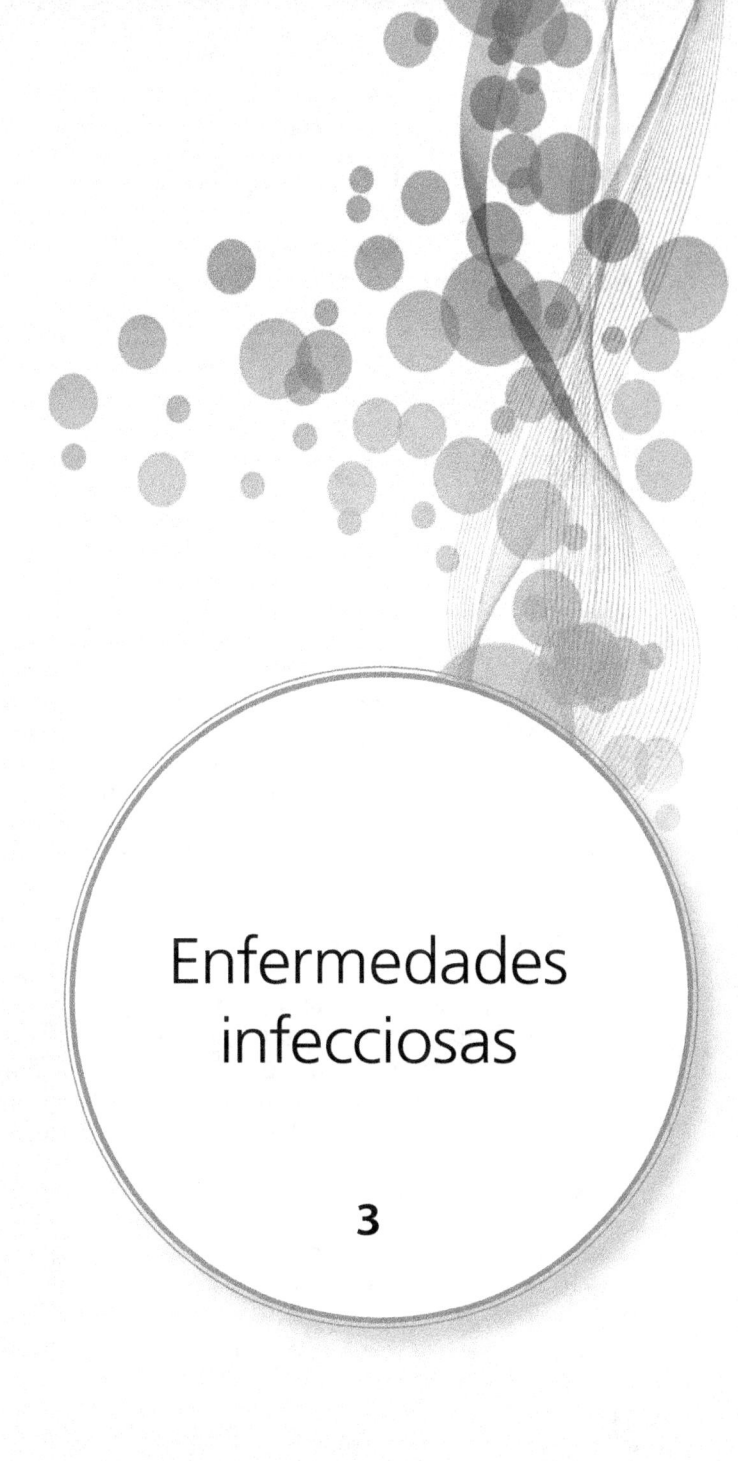

Enfermedades
infecciosas

3

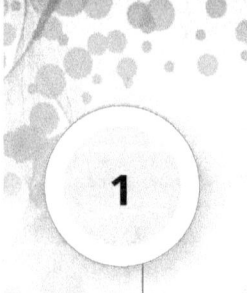

Criterios Diagnósticos para Sepsis

Infección,[a] documentada o sospechada, con algunas de las siguientes variables.

Variables generales

- Fiebre (temperatura corporal >38,3°C).
- Hipotermia (temperatura corporal <36°C) · Frecuencia cardiaca >90 /min o >2 SD sobre el valor normal para la edad.
- Taquipnea.
- Alteración del estado mental (conciencia).
- Edema significativo o balance positivo de fluidos (>20 mL/kg en 24 hs).
- Hiperglucemia (glucosa plasmática >120 mg/dL o 7,7 mmol/L) en ausencia de diabetes.

Variables Inflamatorias

- Leucocitosis (Conteo de GB >12.000 /mm3).
- Leucopenia (Conteo de GB <4000 /mm3).
- Conteo de GB Normal con >10% de formas inmaduras.
- Proteína C Reactiva (PCR) plasmática >2 SD sobre el valor normal.
- Procalcitonina plasmática >2 SD sobre el valor normal.

Variables hemodinámicas

- Hipotensión arterialb (PAS <90>40 mm Hg en adultos o <2 SD debajo del normal para la edad).
- SO2v >70%[b].
- Índice cardíaco (IC) >3.5 L.min-1.M-23.

Variables de disfunción de órganos

- Hipoxemia arterial (PaO2/FIO2 <300).
- Oliguria aguda (flujo urinario <0.5 mL.kg-1.hr-1 o 45 mmol/L en 2 hrs).
- Incremento de creatinina >0.5 mg/dL.
- Alteraciones de la coagulación (RIN >1.5 o TTPa >60 seg).
- Íleo (ausencia de ruidos hidroaéreos).
- Trombocitopenia (conteo plaquetario <100,000 /mm3).
- Hiperbilirrubinemia (bilirrubina plasmática total >4 mg/dL o 70 mmol/L).

Variables de perfusión tisular

- Hiperlactatemia (>1 mmol/L).
- Disminución del relleno capilar.

Siglas

GB, glóbulos blancos; PAS, presión arterial sistólica; PAM, presión arterial media; SO2v, saturación de oxígeno en sangre venosa mixta; RIN, rango internacional normatizado; TTPa, tiempo de tromboplastina parcial activada.

Notas

a. Infección es definida como un proceso patológico inducido por un microorganismo;
b. SO2v sat >70% es normal en niños (normalmente, 75–80%), y IC 3,5–5,5 es normal en niños; por lo tanto, NINGUNO de los dos debería ser usado como signo de sepsis en recién nacidos o niños;
c. los criterios diagnóstico para sepsis en la población pediátrica son signos y síntomas de inflamación más infección con hiper- o hipotermia (temperatura rectal >38,5 o < 35°C), taquicardia (puede estar ausente en pacientes con hipotermia), y al menos una de las siguientes indicaciones de función orgánica alterada: alteración del estado mental, hipoxemia, incremento de los niveles de lactato sérico, o pulso filiforme.

Criterios Diagnósticos para Tuberculosis

Diagnóstico definitivo

Cuadro clínico consistente con tuberculosis; confirmación bacteriológica (cultivo, sonda génica/amplificación de ácidos nucleicos + tinción bacilos ácido resistentes); hallazgos histológicos.

Diagnóstico probable

Cuadro clínico consistente con tuberculosis; exclusión de otras consideraciones diagnósticas; presencia de marcadores de tuberculosis altamente específicos (alternativa).

Diagnóstico posible

Cuadro clínico consistente con tuberculosis; exclusión de otras consideraciones diagnósticas; respuesta típica al tratamiento antituberculosis (en ausencia de otros tratamientos).

Definición de Caso de Síndrome de Shock Tóxico Estafilocócico

Una enfermedad con las siguientes manifestaciones clínicas

- Fiebre: Temperatura >38,9° C (102° F).
- Rash: eritrodermia macular difusa.
- Descamación: 1-2 semanas después del comienzo de la enfermedad, especialmente en las palmas de manos y plantas de pies.
- Hipotensión: Presión arterial sistólica <90 mm Hg para adultos o menor del percentil 5 para niños menores de 16 años de edad, descenso ortostático de la presión arterial diastólica mayor o igual a 15 mm Hg al incorporarse, síncope ortostático o vértigo ortostático.

Compromiso multisistémico de 3 o más de los siguientes

- Gastrointestinal: vómitos o diarrea al comienzo de la enfermedad
- Muscular: mialgias severas o incremento de la creatinin fosfoquinasa (CPK) al doble del límite superior normal para el laboratorio.
- Membranas mucosas: hiperemia vaginal, orofaríngea o conjuntival
- Renal: urea nitrogenada o creatinina al menos 2 veces por encima del límite superior normal para el laboratorio o sedimento urinario con piuria (mayor o igual a 5 leucocitos por campo de alto poder) en ausencia de infección del tracto urinario.
- Hepático: bilirrubina total, glutámico-oxalacética trasaminasa (GOT), glutámico-pirúvica transaminasa (GPT) al menos 2 veces por encima del límite superior normal para el laboratorio.
- Hematológico: trombocitopenia <100.000/mm3.
- Sistema nervioso central: desorientación o alteración de la conciencia sin signos de foco neurológico cuando la fiebre y la hipotensión están ausentes.

Resultados negativos en las pruebas, si son obtenidas

Cultivos de sangre, fauces y líquido cefalorraquídeo (los hemocultivos pueden ser positivos para Staphylococcus aureus).

Pruebas serológicas para fiebre de las Montañas Rocosas, leptospirosis, o rubeola.

Clasificación de caso

Probable: un caso con 5 de los 6 hallazgos clínicos descriptos arriba

Confirmado: un caso con los 6 hallazgos clínicos descriptos arriba, incluyendo descamación, a menos que el paciente fallezca antes de que la descamación pueda ocurrir.

Definición de Caso de Infección por virus Influenza A-H1N1 (Gripe Porcina)

Después de la identificación de la nueva infección viral de influenza A (H1N1) en México, una definición de caso fue desarrollada. La definición inicial de sospecha de infección por virus de la influenza A (H1N1) incluyó cualquier paciente hospitalizado con enfermedad respiratoria aguda severa. El 1 de mayo de 2009, esta definición se amplió para incluir a cualquier persona con enfermedad respiratoria aguda definida como fiebre y dolor de garganta o tos. El 11 de mayo de 2009, la definición de caso sospechoso se cambió de nuevo para incluir a cualquier persona con:

1. fiebre,
2. tos, y
3. cefalea (en niños menores de 5 años, la irritabilidad sustituye la),

Más uno de los siguientes:

1. rinorrea,
2. coriza,
3. artralgia,
4. mialgia,
5. postración,
6. dolor de garganta,
7. dolor de pecho,
8. dolor abdominal, o
9. congestión nasal.

Un caso confirmado por laboratorio de infección por virus de la gripe A (H1N1) se definió como cualquier persona enferma en que una muestra respiratoria presente un resultado positivo para Influenza A (H1N1) por PCR transcriptasa inversa en tiempo real (PCR-rRT).

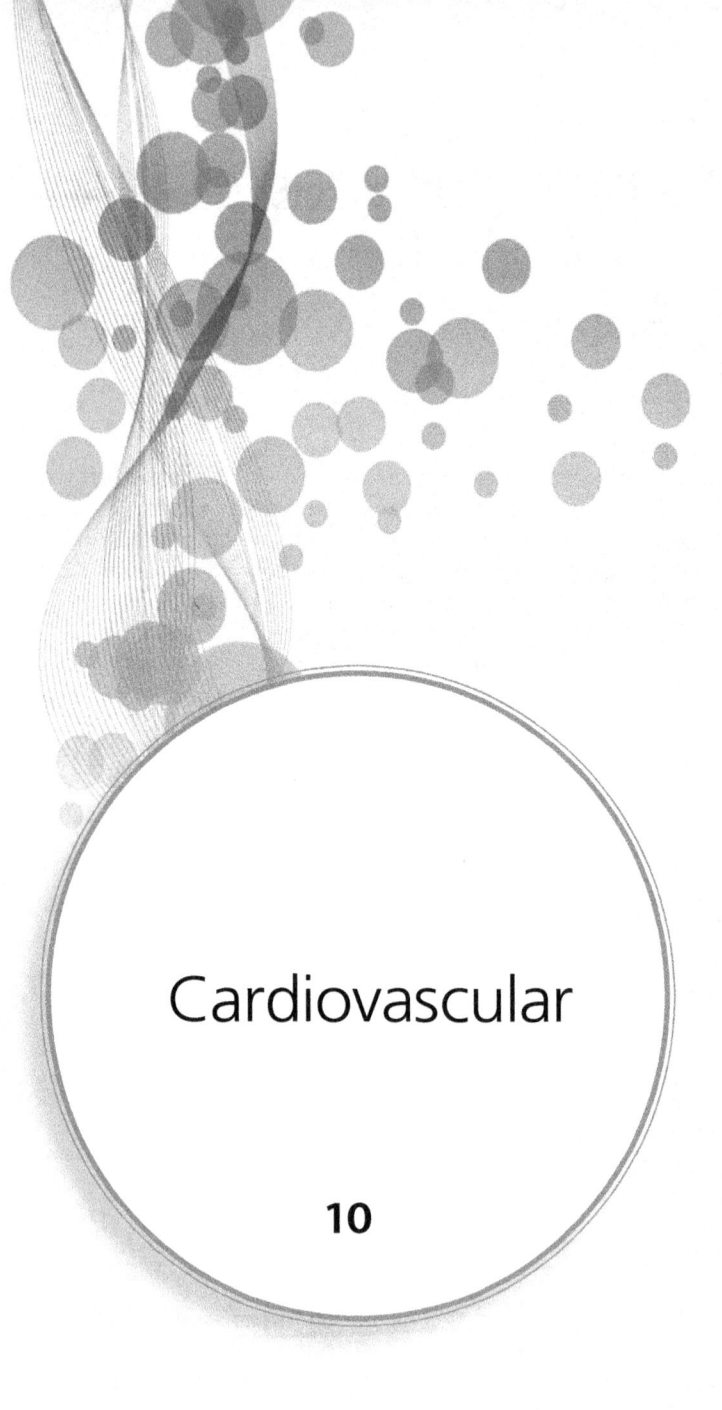

Cardiovascular

10

Clasificación Braunwald de Angina Inestable

Severidad		Circunstancias Clínicas		
		A	B	C
		Se desarrolla en presencia de una enfermedad no cardiaca que intensifica la isquemia miocárdica (AI secundaria).	Se desarrolla en ausencia de una enfermedad extracardiaca (AI primaria).	Se desarrolla dentro de las 2 semanas después de un IAM (AI postinfarto).
I	Angina severa de reciente comienzo o angina acelerada, sin dolor de reposo	IA	IB	IC
II	Angina de reposo dentro del último mes pero no dentro de las 48 hs. precedentes (angina de reposo, subaguda)	IIA	IIB	IIC
III	Angina de reposo dentro de las últimas 48 hr (angina de reposo, aguda)	IIIA	IIIB Troponina negativa IIIB Troponina positiva	IIIC

hr, horas; IAM, infarto agudo de miocardio; AI, angina. inestable

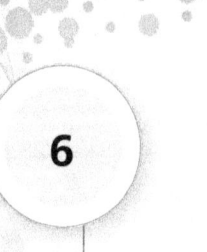

Criterios Diagnósticos para Miocarditis

6

Criterios Dallas

- Miocarditis Activa: presencia de infiltrado inflamatorio del miocardio con necrosis y/o degeneración de los miocitos adyacentes atípicos del daño isquémico asociado con enfermedad de arterias coronarias (CAD).
- Miocarditis Borderline: presencia de infiltrado inflamatorio del miocardio sin necrosis o degeneración de miocitos adyacentes.

Classification Marburg/Organización Mundial de la Salud (OMS)

- **Biopsia inicial:**
  1. Miocarditis Aguda (activa): infiltrado bien definido (difuso, focal o confluente) de >14 leucocitos/mm2 (preferentemente células T activadas). La cantidad del infiltrado debería ser cuantificada por inmunohistoquímica. La necrosis o degeneración es obligatoria; la fibrosis puede estar ausente o presente y debería ser graduada.
  2. Miocarditis Crónica: infiltrado de >14 leucocitos/mm2 (difuso, focal o confluente, preferentemente células T activadas). La cuantificación debería ser realizada por inmunohistoquímica. La necrosis o degeneración es usualmente no evidente; la fibrosis puede estar ausente o presente y debería ser graduada.
  3. No miocarditis: Ausencia de infiltrado celular o <14 leucocitos/mm2.

- **Biopsias subsiguientes:**
  1. Miocarditis en curso (persistente). Criterios como en miocarditis aguda o crónica.

2. Miocarditis en resolución (en cicatrización). Criterios como en miocarditis aguda o crónica, pero el proceso inmunológico es escaso con respecto a la primera biopsia.
3. Miocarditis resuelta (cicatrizada).

La cantidad y distribución de la fibrosis debería ser descripta como no (grado 0), leve (grado 1), moderado (grado 2) o severo (grado 3).

La localización o formación de fibrosis debería ser detallado como endocárdica, reemplazo o intersticial.

Criterios expandidos para el diagnóstico de miocarditis

Sospecha para miocarditis = 2 categorías positivas.

Compatible con miocarditis = 3 categorías positivas.

Elevada probabilidad de presentar miocarditis = las 4 categorías positivas.

Nota

a. Cualquier característica congruente en la categoría = positivo para la categoría Categoría I: síntomas clínicos: Fallo cardíaco clínico, Fiebre, Prodromo viral, Fatiga, Disnea de esfuerzo, Dolor torácico, Palpitaciones, Pre-síncope o síncope.
b. Categoría II: evidencia de alteración cardiaca estructural/funcional en ausencia de isquemia regional coronaria.
   • Evidencia ecográfica: anormalidades de la motilidad parietal regional Dilatación cardiaca Hipertrofia cardiaca regional.
   • Liberación de troponina: la troponina presenta elevada sensibilidad (>0.1 nanogramos/mL).
   • Centellografía con antimiosina marcada con indio-111 positiva y angiografía de arterias coronarias normales o ausencia de isquemia reversible por distribución en el scan de perfusión.
c. Categoría III: RNM cardiaca.
d. Incremento en la señal miocárdica en T2 en la secuencia de inversión - recuperación.
e. Demora en el reforzamiento con contraste seguido de la infusión de Gadolinio - Ácido Dietilenetriamina Pentacetico (DTPA).
f. Categoría IV: biopsia miocárdica, análisis patológico o molecular.
   • Hallazgos patológicos compatibles con criterios Dallas.
   • Presencia de genoma viral por PCR o hibridación in situ.

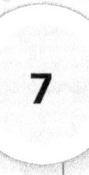

Criterios de Framingham para el Diagnóstico Clínico de Insuficiencia Cardiaca

7

El diagnóstico de insuficiencia cardiaca requiere de la presencia simultánea de al menos 2 criterios mayores ó de 1 criterio mayor y 2 criterios menores.

Mayores

- Disnea paroxística nocturna.
- Ingurgitación yugular.
- Estertores.
- Cardiomegalia radiográfica (incremento del tamaño cardiaco en la radiografía de tórax).
- Edema agudo de pulmón.
- Galope con tercer ruido.
- Reflujo hepato-yugular.
- Pérdida de peso > 4,5 kg en 5 días en respuesta al tratamiento.

Menores

- Edema bilateral de miembros inferiores.
- Tos nocturna.
- Disnea de esfuerzo.
- Hepatomegalia.
- Derrame pleural.
- Disminución de la capacidad vital a 1/3 de la máxima registrada
- Taquicardia (frecuencia cardiaca > 120 lat/min).

Los criterios menores son solo aceptables si no pueden ser atribuidos a otras condiciones médicas (como hipertensión pulmonar, enfermedad pulmonar crónica, cirrosis, ascitis, o síndrome nefrótico).

Los criterios del Framingham Heart Study tienen una sensibilidad del 100% y una especificidad del 78% para identificar personas con insuficiencia cardiaca congestiva definitiva.

Clasificación Funcional de la NYHA para Insuficiencia Cardíaca Congestiva

La clasificación funcional de la New York Heart Association (NYHA) valora la actividad física del paciente con Insuficiencia Cardíaca Congestiva (ICC), definiendo cuatro clases en base a la valoración subjetiva que hace el médico durante la anamnesis sobre la presencia y severidad de la disnea.

- Clase funcional I: Actividad habitual sin síntomas. No hay limitación de la actividad física.
- Clase funcional II: El paciente tolera la actividad habitual, pero existe una ligera limitación de la actividad física, apareciendo disnea con esfuerzos intensos.
- Clase funcional III: La actividad física que el paciente puede realizar es inferior a la habitual, está notablemente limitado por la disnea.
- Clase funcional IV: El paciente tiene disnea al menor esfuerzo o en reposo, y es incapaz de realizar cualquier actividad física.

La clasificación funcional tiene un importante valor pronóstico y se utiliza como criterio decisivo en la elección de determinadas intervenciones terapéuticas, tanto médicas como quirúrgicas. La evaluación periódica de la clase funcional permite seguir la evolución y la respuesta al tratamiento.

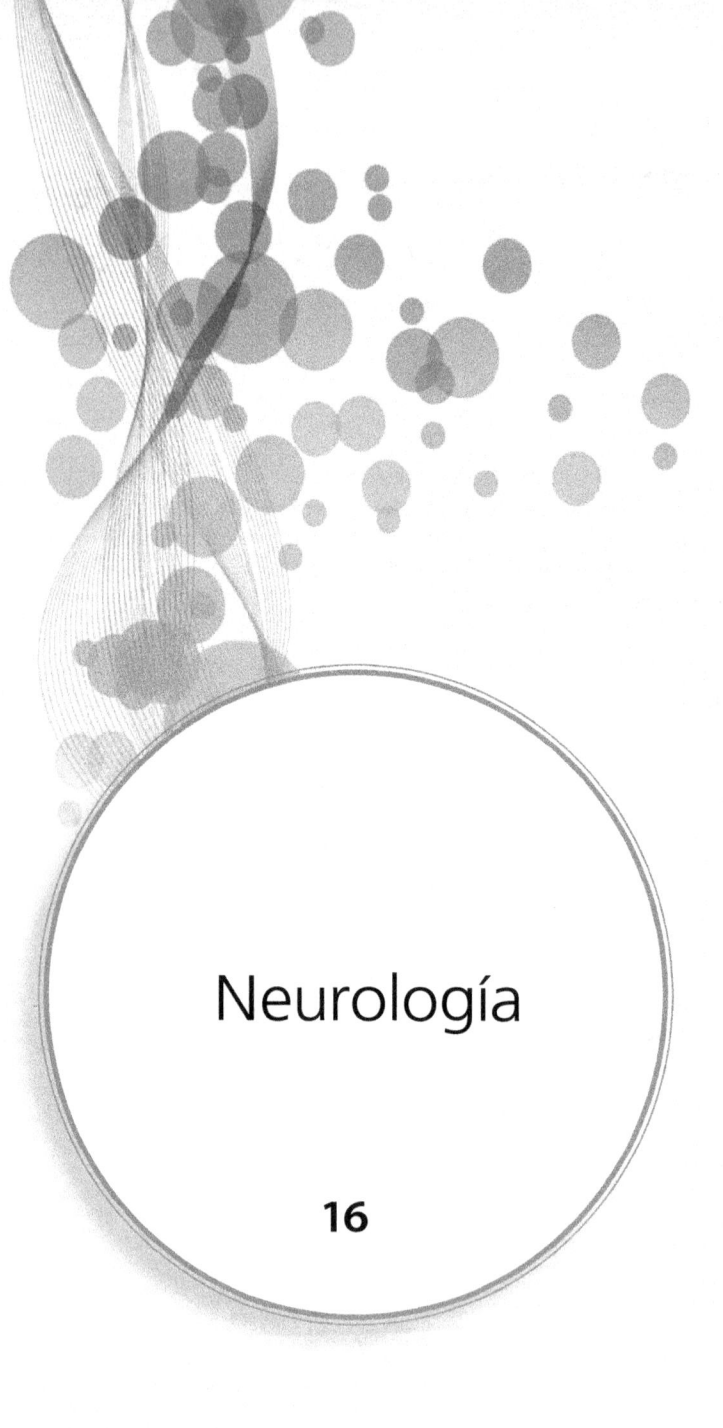

Neurología

16

Diagnóstico de Neurofibromatosis tipo I (NF1)

- Seis o más manchas café con leche mayores de 5 mm en pacientes prepuberales y mayores de 15 mm en pacientes postpuberales.
- Dos o más neurofibromas de cualquier tipo o un neurofibroma plexiforme.
- Signo de Crowe (efélides axilares o inguinales).
- Glioma de nervio óptico.
- Dos o más nódulos de Lisch (harmartomas de iris).
- Lesiones óseas típicas (displasia del esfenoides, displasia o adelgazamiento cortical de huesos largos con o sin pseudoartrosis).
- Antecedentes de neurofibromatosis tipo I en padres o hermanos.

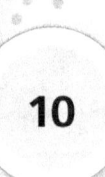

Nuevos criterios diagnósticos de deterioro cognitivo, demencia y enfermedad de Alzheimer

Criterios del National Institute on Aging y la Alzheimer›s Association, que sustituyen a los criterios NINCDS-ADRDA (National Institute of Neurologic, Communicative Disorders and Stroke - Alzheimer›s Disease and Related Disorders Association). Estos criterios han sido publicados en su versión definitiva en abril de 2011 (los anteriores databan de 1984) y han quedado como sigue:

Criterios para la demencia de cualquier causa: criterios clínicos centrales

La demencia es diagnosticada cuando se dan síntomas cognitivos o conductuales (neuropsiquiátricos) que:

- Interfieren con la capacidad funcional en el trabajo o en las actividades usuales, y
- Representan un declive con respecto a los niveles previos de funcionalidad y rendimiento, y
- No se explican por la presencia de un delirium ni de un trastorno psiquiátrico mayor;
- El deterioro cognitivo es detectado y diagnosticado a través de la combinación de:
  1. La realización de una historia clínica con datos del paciente y de un informador reconocido, y
  2. Una evaluación cognitiva objetiva, ya sea un examen del estado mental «de cabecera» o un testeado neuropsicológico. Debería llevarse a cabo un testeado neuropsicológico cuando la historia clínica rutinaria y el examen de cabecera del estado mental no puedan aportar un diagnóstico fiable.

- El deterioro cognitivo o conductual incluye un mínimo de dos de los siguientes dominios:
  1. Deterioro de la capacidad para adquirir y recordar información nueva; los síntomas incluyen: preguntas o conversaciones repetitivas, colocación errónea de pertenencias personales, olvido de sucesos o citas, perderse en una ruta familiar.
  2. Deterioro del razonamiento y del manejo de tareas complejas, juicio empobrecido; los síntomas incluyen: mal entendimiento de riesgos de seguridad, incapacidad para el manejo de finanzas, capacidad empobrecida para la toma de decisiones, incapacidad para planear actividades complejas o secuenciales.
  3. Deterioro de las capacidades visuoespaciales; los síntomas incluyen: incapacidad para reconocer rostros u objetos comunes, o para encontrar objetos que están a la vista pese a una buena agudeza visual, incapacidad para operar con herramientas simples, o para orientar la ropa al cuerpo.
  4. Deterioro de las funciones del lenguaje (hablar, leer, escribir); los síntomas incluyen: dificultad para encontrar las palabras adecuadas mientras se habla, vacilaciones; errores en el habla, en el deletreado y en la escritura.

Cambios en la personalidad, la conducta o el comportamiento; los síntomas incluyen: fluctuaciones insólitas del humor tales como agitación, deterioro de la motivación e iniciativa, apatía, pérdida de la iniciativa, retraimiento social, interés reducido en actividades anteriores, pérdida de empatía, conductas compulsivas u obsesivas, comportamientos socialmente inaceptables.

La diferenciación entre la demencia y el deterioro cognitivo leve descansa en la determinación de si hay o no una interferencia significativa en la capacidad funcional en el trabajo o en las actividades cotidianas usuales. Esto es intrínsecamente un juicio clínico emitido por un clínico experimentado sobre la base de las circunstancias individuales del paciente, y de la descripción de los asuntos cotidianos del paciente obtenida del paciente *y* de un informador reconocido.

Demencia debida a EA posible: criterios clínicos centrales

Se debería establecer un diagnóstico de demencia debida a EA en cualquiera de las circunstancias que se mencionan en los siguientes apartados:

- *Curso atípico:* el curso atípico cumple con los criterios clínicos centrales para demencia debida a EA en los términos relativos a la naturaleza de los déficits cognitivos, pero bien tiene un comienzo súbito del deterioro cognitivo, o bien muestra un detalle histórico insuficiente o no está suficientemente documentado un declive progresivo.

- *Presentación etiológicamente mixta:* cumple con todos los criterios centrales para la demencia debida a EA, pero existe evidencia de:
  1. Enfermedad cerebrovascular concomitante, definida mediante una historia de ictus con relación temporal con el comienzo o el empeoramiento del deterioro cognitivo, o la presencia de infartos múltiples o extensos, o de una fuerte carga de hiperintensidades en la sustancia blanca, o
  2. Características de la demencia con cuerpos de Lewy distintas de la demencia en sí, o
  3. Evidencia de otra enfermedad neurológica, o de una comorbilidad médica no neurológica, o del uso de medicación, que pudieran tener un efecto sustancial sobre la cognición.

Nota: Un diagnóstico de «EA posible» mediante los criterios del NINCDS-ADRDA de 1984 no tiene por qué cumplir necesariamente con los criterios actuales para demencia debida a EA posible. Tal paciente necesitaría ser reevaluado.

Demencia debida a EA probable: criterios clínicos centrales

- La demencia debida a EA probable es diagnosticada cuando el paciente cumple con los criterios de demencia descritos más arriba en el apartado *A* y, además, tiene las siguientes características:
  1. Comienzo insidioso. Los síntomas tienen un comienzo gradual desde meses a años, no súbito entre horas o días;
  2. Una historia bien definida de empeoramiento de la cognición obtenida mediante informe u observación, y
  3. Los déficits cognitivos iniciales y más prominentes son evidentes en la historia clínica y en el examen clínico en una de las categorías siguientes:
     a. *Presentación amnésica:* es la presentación sindrómica más común de la demencia debida a EA. Los déficits deberían incluir deterioro en el aprendizaje y en el recuerdo de información aprendida recientemente. También debería haber evidencia de disfunción cognitiva en al menos otro dominio cognitivo, tal como se ha definido antes en el texto.
     b. *Presentaciones no amnésicas:*
        I. Presentación en el lenguaje: los déficits más prominentes están en encontrar palabras, pero deberían estar presentes déficits en otros dominios cognitivos.

    ii. Presentación visuoespacial: los déficits más prominentes están en la cognición espacial, incluyendo la agnosia de objetos, reconocimiento facial deteriorado, simultaneagnosia y alexia. Deberían estar presentes déficits en otros dominios cognitivos.

    iii. Disfunción ejecutiva: los déficits más prominentes son razonamiento, juicio y resolución de problemas deteriorados. Deberían estar presentes déficits en otros dominios cognitivos.

4. El diagnóstico de demencia debida a EA probable *no debería* ser aplicado cuando exista evidencia de:

    i. Enfermedad cerebrovascular sustancial concomitante, definida por una historia de ictus con relación temporal con el comienzo o el empeoramiento del deterioro cognitivo; o la presencia de infartos múltiples o extensos o una fuerte carga de hiperintensidades en la sustancia blanca; o

    ii. Características centrales de demencia con cuerpos de Lewy distintas de la demencia en sí; o

    iii. Características prominentes de la variante conductual de la demencia frontotemporal; o

    iV. Características prominentes de la variante semántica de la afasia progresiva primaria o de la variante no fluente/agramática de la afasia progresiva primaria; o

    V. Evidencia de otra enfermedad neurológica activa concurrente, o de una comorbilidad médica no neurológica, o del uso de medicación, que pudieran tener un efecto sustancial sobre la cognición.

Nota: Todos los pacientes que cumplían los criterios de «EA probable» mediante los criterios del NINCDS-ADRDA de 1984 cumplirían los criterios actuales de demencia debida a EA probable mencionados en los apartados precedentes.

Demencia debida a EA probable con un nivel de certeza incrementado

Demencia debida a EA probable con declive documentado: en personas que cumplen con los criterios clínicos centrales de demencia debida a EA probable, el declive cognitivo documentado aumenta la certeza de que la condición representa un proceso patológico activo en desarrollo, pero no aumenta específicamente la certeza de que el proceso es el de la patofisiología de la EA. La demencia debida a EA probable con declive documentado es definida así: evidencia de declive cognitivo progresivo en evaluaciones subsiguientes, basada

21

en la información de informadores y en el testeado cognitivo en el contexto bien de una evaluación neuropsicológica formal, bien de exámenes estandarizados del estado mental.

Demencia debida a EA probable en un portador de una mutación genética causante de EA: en personas que cumplen con los criterios clínicos centrales para demencia debida a EA probable, la evidencia de una mutación genética causal (en los genes de la proteína precursora de amiloide *APP*, de la presenilina 1 *PSEN1* o de la presenilina 2 *PSEN2*) aumenta la certeza de que la condición está causada por patología de EA. El grupo de trabajo que ha elaborado estos criterios advierte de que portar el alelo ε4 del gen de la Apolipoproteína E (APOE) no resultó ser suficientemente específico como para ser considerado en esta categoría.

Demencia debida a EA probable con evidencia de proceso fisiopatológico de EA

Los principales biomarcadores de EA que han sido ampliamente investigados durante la elaboración de estos criterios pueden dividirse en dos clases, según el parámetro biológico que miden:

- Biomarcadores del depósito de proteína β-amiloide (βA), que son: niveles bajos de proteína βA42 en líquido cefalorraquídeo, y positividad en la neuroimagen de amiloide en tomografía de emisión de positrones (PET).
- Biomarcadores de lesión o degeneración neuronal descendente. Los tres principales biomarcadores en esta categoría son la proteína tau (τ) elevada en el líquido cefalorraquídeo, tanto la proteína τ total como la fosforilada; la captación disminuida de fluorodesoxiglucosa en el córtex temporoparietal en la PET; y una atrofia desproporcionada en la neuroimagen de resonancia magnética (RNM) en el córtex de los lóbulos temporales medio, basal y lateral y del parietal medio. En estos criterios se trata de forma equivalente a la proteína τ total y a la fosforilada, aunque la fosforilada puede tener mayor especificidad para la EA que para otras enfermedades demenciantes.

En las personas que cumplen con los criterios clínicos centrales de demencia debida a EA probable, la evidencia del biomarcador aumenta la certeza de que la base del síndrome clínico de demencia es el proceso fisiopatológico de la EA, en tres categorías posibles: claramente positiva, claramente negativa o indeterminada.

Sin embargo, no se aconseja el uso de estos biomarcadores de forma rutinaria, porque:

- Los criterios clínicos centrales aportan una precisión diagnóstica y una utilidad muy buenas en la mayoría de los pacientes;
- Se necesita a día de hoy más investigación para asegurar que el uso de los biomarcadores que aquí se ha descrito ha sido diseñado apropiadamente;
- Existen limitaciones en la estandarización de los biomarcadores de unos lugares a otros, y
- El acceso a los biomarcadores está limitado en grados variables en el medio comunitario.

Demencia debida a EA posible con evidencia de proceso fisiopatológico de EA

Esta categoría es para aquellos que cumplen con criterios de una demencia *no-EA*, pero que tienen bien evidencia de biomarcadores de proceso fisiopatológico de EA, o bien cumplen con los criterios neuropatológicos de EA. Entre los ejemplos posibles pueden estar pacientes que cumplan con los criterios clínicos de demencia con cuerpos de Lewy o de un subtipo de degeneración lobar frontotemporal, pero que tienen un estudio positivo de biomarcadores de EA, o en la autopsia se descubre que cumplen criterios patológicos de EA. Este diagnóstico no descarta la posibilidad de que esté presente también una segunda condición fisiopatológica.

Consideraciones relativas a la incorporación de biomarcadores a los criterios de demencia debida a EA

La demencia debida a EA es parte de un continuo de fenómenos clínicos y biológicos, y su diagnóstico es fundamentalmente clínico. Para hacer el diagnóstico de demencia debida a EA con apoyo de biomarcadores, primero han de satisfacerse los criterios clínicos centrales de diagnóstico.

De acuerdo con su naturaleza, los biomarcadores del líquido cefalorraquídeo descansan en una interpretación cuantitativa de manera comparativa con estándares normativos. Los biomarcadores de neuroimagen, por otra parte, pueden ser interpretados de manera tanto cuantitativa como cualitativa.

En muchos casos los resultados de los biomarcadores serán claramente normales o anormales, pero en algunos casos los resultados

23

pueden ser ambiguos o indeterminados. Esto es así porque los biomarcadores son mediciones continuas, y las etiquetas diagnósticas «positivas» y «negativas» requieren de la aplicación de puntos de corte aplicados a fenómenos biológicos continuos.

Además, hay situaciones en las que unos biomarcadores son positivos y otros, en el mismo paciente, negativos. En el momento presente, no hay datos suficientes para recomendar un esquema que arbitre entre todas las combinaciones posibles de los diferentes biomarcadores. Se necesita de más estudios, que prioricen los distintos biomarcadores y determinen su valor y validez en la práctica y en la investigación.

Demencia debida a EA fisiopatológicamente probada

El diagnóstico de demencia debida a EA fisiopatológicamente probada se aplicaría si el paciente cumple con los criterios clínicos y cognitivos para la demencia debida a EA descritos anteriormente y, además, el examen neuropatológico demuestra la presencia de patología de EA utilizando criterios ampliamente aceptados.

Demencia improbablemente debida a EA

No cumple los criterios clínicos de demencia debida a EA
Cumple determinados criterios, pero:
- A pesar de cumplir los criterios clínicos de demencia posible o probable debida a EA, existe suficiente evidencia para un diagnóstico alternativo, como la demencia del virus de inmunodeficiencia adquirida (VIH), demencia de la enfermedad de Huntington, u otras que raramente se solapan con la EA, si es que alguna vez lo hacen.
- A pesar de cumplir criterios clínicos de demencia debida a EA posible, son negativos los biomarcadores tanto de βA como de lesión neuronal.

Demencia frontotemporal

Cambios en el carácter y una conducta social desordenada son las características dominantes tanto al comienzo como en el transcurso de la enfermedad. Las funciones instrumentales de percepción, habilidades espaciales, praxis y memoria están intactas o relativamente bien preservadas.

- Características diagnósticas centrales (todas han de estar presentes)
  1. Comienzo insidioso y progresión gradual.
  2. Declive temprano en la conducta interpersonal social.
  3. Deterioro temprano en la regulación de la conducta personal.
  4. Embotamiento emocional precoz.
  5. Pérdida precoz de la introspección.

- Características que apoyan el diagnóstico.
  1. Trastornos del comportamiento.
     a. Deterioro en la buena presencia e higiene personal.
     b. Rigidez e inflexibilidad mentales, p.e. incapacidad de aceptar puntos de vista ajenos.
     c. Distraimiento e inconstancia.
     d. Hiperoralidad y cambios en la dieta.
     e. Comportamiento perseverante y estereotipado.
     f. Hiperutilización de objetos, aunque no tengan relación con la tarea en curso.
  2. Lenguaje.
     a. Expresión verbal alterada: economía verbal, lenguaje apresurado y falta de espontaneidad.
     b. Lenguaje estereotipado.
     c. Ecolalia.
     d. Perseveración verbal, expresión verbal muy repetitiva.
     e. Mutismo.
  3. Signos físicos.
     a. Reflejos primitivos.

b. Incontinencia.

　　c. Acinesia, rigidez y temblor.

　　d. Presión arterial baja y lábil.

4. Exámenes

　　a. Neuropsicología: deterioro significativo en los tests del lóbulo frontal en ausencia de amnesia severa, afasia o trastorno perceptivo-espacial.

　　b. Electroencefalografía: EEG convencional normal pese a la demencia clínicamente evidente.

　　c. Pruebas de imagen (estructurales y/o funcionales): anormalidad predominantemente frontal y/o temporal anterior.

- Características que apoyan el diagnóstico (comunes a todos los síndromes clínicos de degeneración lobar frontotemporal)

　1. Comienzo antes de los 65 años, historia familiar de trastorno similar en parientes en primer grado.

　2. Parálisis bulbar, debilidad y atrofia muscular, fasciculaciones (en una pequeña proporción de pacientes puede estar asociada enfermedad de la neurona motora).

- Características diagnósticas de exclusión (tienen que estar ausentes)

　1. Clínicas

　　a. Comienzo brusco con episodios ictales.

　　b. Traumatismo craneal relacionado con el comienzo.

　　c. Amnesia severa precoz.

　　d. Desorientación espacial.

　　e. Habla festinante con pérdida del hilo del pensamiento.

　　f. Mioclonías.

　　g. Ataxia cerebelosa.

　　h. Coreoatetosis.

　2. Exámenes

　　a. De imagen: déficit estructural o funcional predominantemente poscentral; lesiones multifocales en TAC o RNM.

　　b. Tests de laboratorio que indiquen la implicación cerebral en trastornos metabólicos o inflamatorios como sífilis, Síndrome de InmunoDeficiencia Adquirida (SIDA) y encefalitis por herpes simple.

- Características de exclusión relativa

　1. Historia típica de alcoholismo crónico.

　2. Hipertensión sostenida.

　3. Historia de enfermedad vascular (p.ej. angina o claudicación).

Demecia por Cuerpos de Lewy

Criterios del Taller Internacional del Consorcio para la Demencia por Cuerpos de Lewy.

Característica esencial (indispensable para el diagnóstico)

Demencia con declive cognitivo de carácter progresivo, de magnitud suficiente para interferir en la función social o laboral. Una alteración prominente de la memoria puede no ser evidente en las fases iniciales, pero habitualmente se desarrolla con la progresión de la enfermedad. Son típicos los déficits en la atención, en la función ejecutiva y en la capacidad visuoespacial.

Características centrales

Dos de las siguientes características definen un diagnóstico de demencia con cuerpos de Lewy probable, y la presencia de una sola de ellas indica el diagnóstico de demencia con cuerpos de Lewy posible:
- Fluctuación de la capacidad cognitiva, con variaciones importantes de la atención y del estado de alerta.
- Alucinaciones visuales complejas recurrentes, bien formadas y detalladas.
- Signos motores espontáneos de parkinsonismo.

Características sugestivas

Una característica central más una característica sugestiva definen un diagnóstico de demencia con cuerpos de Lewy probable; ninguna característica central pero con una o más características sugestivas definen una demencia con cuerpos de Lewy posible:

- Trastorno del sueño REM (*Rapid Eye Movement - movimiento ocular rápido*), que puede aparecer años antes del comienzo de la demencia o del parkinsonismo.
- Grave sensibilidad a los neurolépticos, que ocurre hasta en el 50% de los pacientes con DCL.
- Baja captación del transportador de la dopamina en los ganglios basales del cerebro, apreciada mediante SPECT o PET.

Características que apoyan el diagnóstico

- Caídas repetidas y síncopes (desmayos).
- Pérdidas de consciencia transitorias no explicadas por otras causas.
- Disfunción del sistema nervioso autónomo.
- Alucinaciones no visuales.
- Delirios sistematizados.
- Depresión.
- Estructuras del lóbulo temporal medio relativamente conservadas mediante nuroimagen estructural (*tomografía axial computadorizada* —TAC— o *resonancia magnética nuclear* —RMN—).
- Baja captación en el SPECT de difusión, con actividad occipital disminuida.
- Baja captación en la escintigrafía miocárdica con metaiodobencilguanidina.
- Prominente actividad de ondas lentas en el EEG, con ondas agudas transitorias del lóbulo temporal.

Características que hacen menos probable el diagnóstico

- Enfermedad vascular cerebral, con signos neurológicos focales o lesiones vasculares en técnicas de neuroimagen.
- Evidencia de otra enfermedad neurológica o sistémica que pudiese justificar total o parcialmente el cuadro clínico.
- Parkinsonismo que solo aparece por primera vez en un estadio de demencia ya severa.

Criterios diagnósticos de demencia vascular

Criterios del National Institute of Neurologic Disorders and Stroke - Association Internationale pour la Recherche et l›Enseignement en Neurosciences (NINDS-AIREN)

Leyenda: (+: factor presente -: factor ausente NE: no especifica

Ítem	Posible	Posible	Probable	Definida	No DV
A	+	+	+	+	+
B	+	+	+	+	+
C	+	-	+	+	+
D	NE	+	+	+/NE	-
E	NE	NE	NE	+	NE

- Características clínicas de demencia.
- Características clínicas de enfermedad cerebral vascular.
- Relación temporal entre los criterios A y B o inicio súbito y/o curso fluctuante de la demencia.
- Confirmación por neuroimagen de patología cerebrovascular mediante TAC o Resonancia Nuclear Magnética (RNM).
- Confirmación histopatológica de daño cerebral isquémico/hemorrágico, y exclusión de otros cambios patológicos asociados con la demencia.

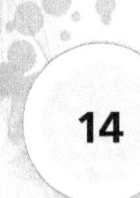

Criterios clínicos para el diagnóstico de enfermedad de Creutzfeldt-Jakob

Enfermedad de Creutzfeldt-Jakob clásica (variedades esporádica y familiar)

• Pródromos breves e inespecíficos: cambio de personalidad, ansiedad, mareos, astenia, cefalea.
• Alteraciones de la memoria y otras áreas cognitivas, que conducen rápidamente hacia la demencia.
• Mioclonías, ya sean espontáneas o desencadenadas por estímulos visuales, sonoros o táctiles.
• Delirium, con alucinaciones, ideación delirante y agitación.
• Alteraciones cerebelosas, síndrome piramidal o trastornos del movimiento.

Enfermedad de Creutzfeldt-Jakob yatrogénica

• Cuando la inoculación es en el propio SNC o próxima a él (p.ej. trasplante de córnea contaminada), el período de incubación es corto y la enfermedad se inicia con demencia como ocurre en la variedad esporádica.
• Cuando la inoculación es extraneural (p.ej. por inyección de hormona de crecimiento contaminada), el período de incubación es largo (varios años) y el inicio es con síndrome cerebeloso y trastornos visuales oculomotores.

Nueva variante de la enfermedad de Creutzfeldt-Jakob

- Edad de inicio más temprana (29 años de media), comenzando con alteraciones conductuales, trastornos emocionales (especialmente depresión) o psicosis, así como disestesias y dolor permanente localizado y -en algunos pacientes- trastornos de la memoria.
- Pronto se añaden a lo anterior ataxia, mioclonías y coreoatetosis.
- En fases avanzadas, todos estos pacientes desarrollan demencia.

La enfermedad de Creutzfeldt-Jakob (ECJ) puede ser clasificada también en según los criterios de Masters:
- ECJ transmisible
Casos transmitidos experimentalmente a primates (no humanos) y/u otros animales produciendo una encefalopatía espongiforme experimental.

- ECJ definitiva o probable
  1. ECJ definitiva
  Encefalopatía espongiforme confirmada neuropatológicamente en un caso de demencia progresiva con al menos una de las siguientes características:
  Mioclonias.
  Signos piramidales.
  Electroencefalograma característico.
  Signos cerebelosos.
  Signos extrapiramidales.
  2. ECJ probable
  Casos con las mismas características clínicas que en II-A pero sin confirmación neuropatológica.

- ECJ posible
Historia -sin registros médicos que permitan la confirmación- de una demencia progresiva con:
  1. Presencia de mioclonias y un curso evolutivo de menos de 3 años, o:
  2. Un miembro de la familia padeciendo ECJ de los grupos I, II-A o II-B, o:
  3. Al menos dos de las características clínicas contenidas en II-A junto con la aparición de signos tempranos y prominentes de involucración de signos de la neurona motora inferior (forma amiotrófica de la ECJ).

Criterios Diagnóstico ICSD para Narcolepsia

15

La narcolepsia es un trastorno de expresión alterada de la vigilia y del sueño REM (movimientos oculares rápidos). Esto se manifiesta como somnolencia diurna excesiva y la expresión de cada uno de correlatos fisiológicos del sueño REM, que incluyen la cataplejía y la parálisis del sueño (atonía del sueño REM que se introduce en la vigilia), mantenimiento deficiente de la atonía del sueño REM (por ejemplo, trastorno de la conducta del sueño REM [TCSR]), e imágenes de sueños que se introducen en la vigilia (por ejemplo, alucinaciones hipnagógicas e hipnopómpicas). La somnolencia excesiva suele comenzar en la segunda o tercera década seguido por la expresión de síntomas auxiliares.

Criterios ICSD-1

Criterios mínimos para el diagnóstico = B + C, o A + D + E + G.

A. El paciente se queja de la excesiva somnolencia diurna (ESD) o debilidad muscular súbita. B. Siestas o lapsos durante el día de sueño recurrentes que se producen casi a diario durante al menos 3 meses.C. Pérdida repentina del tono muscular postural bilateral que se produce en asociación con emociones intensas (cataplejía). D. Las características asociadas incluyen:
1. Parálisis del sueño.
2. Alucinaciones hipnagógicas.
3. Comportamientos automáticos.
4. Episodios de sueño interrumpidos importantes.

E. La polisomnografía (PSG) demuestra uno o más de los siguientes:
1. Latencia del sueño <8 minutos.
2. Latencia del sueño REM <20 minutos.

3. Prueba de latencia múltiple del sueño (MSLT) que demuestra una latencia media de sueño <5 minutos
4. Dos o más períodos al inicio del sueño REM (SOREM).

F. Tipificación de HLA que demuestra la positividad DQB1*0602 o DR2.G. Ausencia de trastornos mentales o médicos o mental que justifiquen los síntomas.

H. Otros trastornos del sueño (por ejemplo, trastorno de movimientos periódicos de extremidades o el síndrome de apnea central del sueño) pueden estar presentes pero no son la principal causa de los síntomas.

Criterios ICSD-2

Narcolepsia con cataplejia:

- ESD díariamente por > 3 meses
- Historia definida de cataplejia: episodios repentinos y transitorios de pérdida del tono motor desencadenado por emociones
- El diagnóstico de la narcolepsia, siempre que sea posible, debe ser confirmado por PSG seguido por MSLT, este último muestra la latencia del sueño </= 8 minutos y >/= 2 SOREMs. Por otra parte, los niveles de hipocretina en líquido cefalorraquídeo </= 110 pg/mL
- Hipersomnia no explicada mejor por otra enfermedad del sueño, neurológica, mental, o uso de sustancias o medicamentos.

Narcolepsia sin cataplejía:

- ESD díariamente por > 3 meses
- Cataplejía típica no está presente
- El diagnóstico de narcolepsia DEBE ser confirmada por PSG seguido por MSLT, la última muestra: latencia del sueño </=8 minutos y >/= 2 SOREMs
- Hipersomnia no explicada mejor por otra enfermedad del sueño, neurológica, mental, o uso de sustancias o medicamentos.

16

Criterios Diagnóstico para Polineuropatía Desmielinizante Inflamatoria Crónica (PDIC)

La polineuropatía desmielinizante inflamatoria crónica (PDIC) clásica se caracteriza por la aparición de debilidad simétrica de los músculos proximales y distales que se incrementa progresivamente por más de dos meses (distinguiendo a esta condición, del síndrome de Guillain-Barré, que es autolimitado). Esta enfermedad está asociada con la alteración de la sensibilidad, reflejos tendinosos ausentes o disminuidos, nivel elevado de proteínas del líquido cefalorraquídeo, estudios de conducción nerviosa con patrón desmielinizante, y signos de desmielinización en la biopsia de nervio. El curso puede ser recurrente o crónico y progresivo, siendo el primero mucho más común en adultos jóvenes.

Criterios diagnóstico para polineuropatía desmielinizante inflamatoria crónica (PDIC)

Hay acuerdo general en que los siguientes criterios soportan al diagnóstico de la forma clásica de PDIC:
- Progresión en al menos dos meses.
- Debilidad más que síntomas sensoriales.
- Compromiso simétrico de brazos y piernas.
- Compromiso de músculos proximales, junto con músculos distales
- Reducción de los reflejos tendinosos profundos
- Incremento de proteínas en el líquido cefalorraquídeo sin pleocitosis.
- Evidencia en la conducción nerviosa de una neuropatía desmielinizante.
- Evidencia en la biopsia de nervio de desmielinización segmentaria, con o sin inflamación.

Criterios Koski

Para el diagnóstico de PDIC idiopática, los criterios de Koski requieren lo siguiente:

- Polineuropatía crónica, progresiva durante al menos ocho semanas
- Ausencia de paraproteína en suero y de anomalías genéticas y más cualquiera de los siguientes:
- Potenciales de acción muscular compuestos (PAMC) registrados en al menos el 75% de los nervios motores y, o bien la latencia distal anormal o velocidad de conducción motora anormal o la latencia de la onda F anormal en >50% de los nervios motores
- Aparición simétrica o examen simétrico y debilidad en los cuatro miembros y debilidad proximal en al menos un miembro.

Criterios de electrodiagnóstico para PDIC

Estos criterios son aplicados por las pruebas en los nervios mediano, cubital (estimulado por debajo del codo), peroneo (estimulado por debajo de la cabeza del peroné), y tibial en un lado del cuerpo. Durante la prueba, la temperatura del miembro no debe ser inferior a 33°C en la palma de la mano y no menos de 30°C en el maléolo externo.

PDIC definitiva

Al menos uno de los siguientes parámetros desmielinizantes son necesarios:

- >/= 50% de prolongación de la latencia motora distal por encima del límite superior normal (LSN) en dos nervios.
- >/= 30% de reducción de la velocidad de conducción motora por debajo del límite inferior normal (LIN) en dos nervios.
- >/= 20% de prolongación de la latencia de la onda F por encima del LSN en dos nervios, o >50% si la amplitud del pico negativo distal del PAMC <80% del LIN.
- Ausencia de ondas F en dos nervios, si estos nervios tienen amplitudes de pico negativo distal del PAMC 20% del LIN, además de al menos un parámetro desmielinizante (que cumplan cualquiera de los criterios definidos) en al menos otro nervio.
- Bloqueo parcial de la conducción motora, definida por una reducción de la amplitud >/=50% del pico proximal negativa del PAMC en relación distal, si el pico negativo distal del PAMC es >/=20% del LIN, en dos nervios, o en un nervio y por lo menos otro pa-

rámetro desmielinizante (que cumplan cualquiera de los criterios definitivos) en al menos otro nervio.

- Dispersión temporal anormal, que se define por un aumento de la duración >30% entre el pico negativo proximal y distal del PAMC en al menos dos nervios.
- Duración distal del PAMC (intervalo entre el inicio del primer pico negativo y el retorno a la línea de base del último pico negativo) incremento en al menos un nervio (mediana >/=6,6 ms, cubital >/=6,7 ms, peroneo >/=7,6 ms, tibial >/=8,8 ms), además de al menos otro parámetro desmielinizante (que cumplan cualquiera de los criterios definitivos) en al menos otro nervio.

PDIC probable

Reducción de la amplitud >/= 30% del pico negativo proximal del PAMC en relación con la parte distal, con exclusión del nervio tibial posterior, si el pico negativo distal del PAMC es >/=20% del LIN, en dos nervios, o en un nervio y por lo menos otro parámetro desmielinizante (que cumplan cualquiera de los criterios definitivos) en al menos otro nervio.

PDIC posible

Igual que en "PDIC definitivo", pero en un solo nervio.

PAMC: potencial de acción muscular compuesto; LSN: límite superior normal; LIN: límite inferior normal.

Criterios Diagnósticos de Enfermedad Neurológica Paraneoplásica en el SNC

Enfermedad neurológica paraneoplásica definitiva

- Síndrome clásico con cáncer diagnosticado dentro de los 5 años del desarrollo de los síntomas neurológicos.
- Síndrome no clásico que se resuelve o mejora significativamente después del tratamiento del cáncer.
- Síndrome no clásico con cáncer diagnosticado dentro de los 5 años del desarrollo de los síntomas neurológicos y anticuerpos antineurona positivos.
- Síndrome neurológico (clásico o no) sin cáncer y con anticuerpos antineurona bien caracterizados.

Enfermedad neurológica paraneoplásica posible

- Síndrome clásico con alto riesgo de cáncer, sin anticuerpos antineurona.
- Síndrome neurológico (clásico o no) sin cáncer y con anticuerpos antineurona parcialmente caracterizados.
- Síndrome no clásico con cáncer diagnosticado dentro de los 2 años del desarrollo de los síntomas neurológicos, sin anticuerpos antineurona.

Criterios Diagnóstico para Vértigo Posicional Paroxístico Benigno

- Vértigo asociado con una característica mixta de nistagmo torsional y vertical provocado por la prueba de Dix-Hallpike.
- Una latencia (típicamente de 1 a 2 segundos) entre la finalización de la prueba de Dix-Hallpike test y el comienzo del vértigo y nistagmo.
- Naturaleza paroxística del vértigo y nistagmo provocado (un incremento y luego una descenso sobre un período de 10 a 20 segundos).
- Fatigabilidad (una reducción en el vértigo y nistagmo si la prueba de Dix-Hallpike es repetida).

Causas Comunes de Vértigo

- Enfermedades Otológicas.
- Vértigo posicional paroxístico benigno.
- Enfermedad de Meniere (hidropesía endolinfática).
- Neuronitis vestibular (laberintitis).
- Enfermedades neurológicas.
- Vértigo asociada a migraña.
- Insuficiencia vertebrobasilar.
- Enfermedad del pánico.

Criterios Diagnóstico para el Complejo Esclerosis Tuberosa

- Los criterios diagnóstico para el Complejo Esclerosis Tuberosa (TSC) fueron revisados en la Tuberous Sclerosis Complex Consensus Conference, Julio de 1998.
- TSC Definitiva: Dos criterios mayores o un criterio mayor más dos criterios menores.
- TSC Probable: Un criterio mayor más un criterio menor.
- TSC Posible: Un criterio mayor o dos criterios menores.

Criterios Mayores

- Angiofibromas faciales o placas en la frente.
- Fibromas no traumáticos ungueales o periungueales.
- Máculas hipomelanóticas (tres o más).
- Placa de piel de zapa (nevus de tejido conectivo).
- Hamartomas nodulares retinales múltiples.
- Tubérculo cortical[1].
- Nódulos subependimarios.
- Astrocitoma de células gigantes subependimario.
- Rabdomioma cardíaco, único o múltiples.
- Linfangiomiomatosis[2]
- Angiomiolipoma renal[2]

Criterios Menores

- Piqueteado múltiple del esmalte dental distribuido al azar.
- Pólipos hamartomatosos rectales.
- Quistes óseos.
- Líneas de migración radial de la sustancia blanca cerebral [1,3]
- Fibromas gingivales.
- Hamartoma no renal.
- Manchas acrómicas retinales.

- Lesiones dérmicas en «Confetti».
- Quistes renales múltiples.
  1. La displasia cortical cerebral y las líneas de migración de la sustancia blanca cerebral si ocurren conjuntamente son contados como uno en vez de dos características de TSC.
  2. Cuando ambos linfangiomiomatosis y angiomiolipomas renales están presentes, otro criterio de esclerosis tuberosa debe estar presente antes de realizar el diagnóstico de TSC.
  3. Las líneas de migración de la sustancia blanca y la displasia cortical focal son vistos a menudo en individuos con TSC; sin embargo, porque esas lesiones pueden ser vistas independientemente y son relativamente no específicas, son consideradas como un criterio diagnóstico menor para TSC.

Criterios Diagnóstico para Enfermedad de Wilson

- Bajos niveles de ceruloplasmina sérica < 20 mg/dL (Rango normal 20-50 mg/dL).
- Anillos de Kayser - Fleischer.
- Niveles elevados de cobre hepático > 250 microgramos/g de peso seco (Rango normal < 35 microgramos/g peso seco).
- Niveles elevados de cobre urinario de 24 horas > 100 microgramos/d o > 1,6 mmol/d (Rango normal < 50 microgramos/d o < 0,8 mmol/d).
- Alteración de los estudios con radioisótopos de cobre utilizando $Cu64$, $Cu67$ o $Cu65$, el cual evalúa la capacidad de incorporar cobre en la ceruloplasmina.

La biopsia hepática es muy útil para realizar el diagnóstico de enfermedad de Wilson, especialmente en pacientes con niveles de ceruloplasmina normal y falta de evidencia de anillos de anillos de Kayser-Fleischer. Las concentraciones de cobre hepático mucho más que 250 microgramos/g de peso seco (normal es <35 microgramos) son a menudo encontrados en pacientes no tratados con enfermedad de Wilson.

La identificación del gene de la enfermedad de Wilson ha hecho que el diagnóstico molecular de esta enfermedad sea posible, pero el screening de la población no es factible o recomendado hasta el momento. Las pruebas genéticas probablemente tienen un mayor impacto en el screening en familiares de primer grado de personas afectadas.

21

Criterios Diagnóstico y Características Asociadas del Síndrome de Piernas Inquietas

Criterios Mínimos

- Un deseo apremiante para mover las piernas, usualmente asociado con parestesias o disestesias.
- Inquietud motora que se manifiesta por vueltas en la cama, frote de piernas y deambulación.
- Síntomas exacerbados o presentes únicamente durante el reposo y aliviados parcial o transitoriamente por la actividad.
- Síntomas que empeoran al anochecer y durante la anoche.

Características Asociadas

- Trastornos del sueño y fatiga diurna.
- Examen neurológico normal (en pacientes con síndrome de piernas inquietas primaria).
- Movimientos de miembros involuntarios, repetitivos, periódicos, sacudidas, durante el sueño o al levantarse y en reposo.

Criterios Diagnóstico para Encefalomielitis Diseminada Aguda

Características Clínicas

- Primer ataque clínico de enfermedad inflamatoria o desmielinizante en el Sistema Nervioso Central.
- Aparición aguda o subaguda.
- Afecta zonas multifocal del SNC.
- Presentación polisintomática.
- Debe incluir encefalopatía:
- Cambio agudo del comportamiento como irritabilidad o confusióny/oAlteración de la conciencia que van desde somnolencia o coma.
- El ataque debe ser seguido por la mejoría clínica y/o de las medidas neuroradiológicas (RNM).
- Las secuelas pueden incluir déficit residual.
- Ausencia de otras etiologías que puedan explicar el evento.

Recidivas de la ADEM (con síntomas, signos o hallazgos de RNM nuevos o fluctuantes) que ocurran dentro de los tres meses siguientes al primer episodio de ADEM se consideran parte del mismo evento agudo. Además, las recaídas de ADEM que se producen durante el tratamiento con esteroides o dentro de las cuatro semanas a completar el tratamiento con esteroides se consideran parte del episodio inicial de ADEM.

Características de las lesiones en la RNM FLAIR y en imágenes en secuencia T2

- Grande (> 1 a 2 cm de tamaño) multifocal, hiperintensas, bilaterales, lesiones asimétricas en la sustancia blanca supratentorial o infratentorial. En raras ocasiones, la RNM cerebral muestra una lesión única grande ([mayor que o igual a] 1 a 2 cm) que afecta predominantemente la sustancia blanca.

- Materia gris, especialmente los ganglios basales y el tálamo, pueden estar comprometidos
- En la médula espinal, la RNM puede mostrar lesión(es) intramedular confluentes de refuerzo variable, además de las anomalías en la RNM cerebral
- Ausencia de evidencia radiológica de cambios destructivos previos en la sustancia blanca

Criterios Diagnóstico McDonald para Esclerosis Múltiple

23

Definición de brote

Trastorno neurológico compatible con EM
Reporte subjetivo u observación objetiva
Duración mínima de 24 horas
Excluidos pseudoataques, episodios paroxísticos simples

Tiempo entre brotes

Para que 2 brotes se consideren independientes deben transcurrir al menos 30 días entre el comienzo del evento 1 y el comienzo del evento 2

Pruebas de laboratorio

- Imágenes de Resonancia Nuclear Magnética (RNM): Tres de cuatro:
  1. 1 lesión que refuerza con Gadolinio (Gd) o 9 lesiones hiperintensas en T2 si no refuerzan con Gd.
  2. 1 lesión o más infratentorial.
  3. 1 lesión o más yuxtacortical.
  4. 3 lesiones o más periventriculares.
  5. (1 lesión de la médula espinal = 1 lesión cerebral).

- Líquido cefalorraquídeo (LCR)
  1. Banda oligoclonal IgG en LCR (y no en suero)
  2. o índice IgG elevado

- Potenciales evocados (PE): retrasados pero con ondas de forma preservada.

Diseminación en el tiempo por neuroimagen

- Una lesión que refuerza con Gadolíneo demostrada en un estudio realizado por lo menos 3 meses después del comienzo del ataque clínico en un sitio diferente del ataque,o
- En ausencia de lesiones que refuerzan con Gd en el estudio a los 3 meses, el estudio después de 3 meses adicionales muestra lesiones con Gd o nuevas lesiones en T2.

Criterios Diagnóstico para Migraña (ICHD-II)

24

Migraña sin aura

- Al menos 5 ataques que cumplan los criterios B-D.
- Cefalea que dura de 4 a 72 horas (sin tratamiento o insuficientemente tratado).
- Cefalea que reúna dos de las siguientes características:
  1. Localización unilateral.
  2. Característica pulsátil.
  3. De moderada a severa intensidad del dolor.
  4. Empeora por o causando evitar la actividad física habitual (por ej. caminar o subir escaleras).
- Durante la cefalea ocurra uno de los siguientes: Náuseas y/o vómitos. Fotofobia o fonofobia. E. No atribuida a otra enfermedad

Migraña con aura

- Al menos 2 ataques que cumplan con el criterio B.
- Migraña con aura que cumplan con los criterios B-C para alguna de las subformas (migraña con aura típica, cefalea no migrañosa con aura típica, cefalea sin aura típica, migraña hemipléjica familiar, migraña hemipléjica esporádica, o migraña tipo basilar).
- No atribuida a otra enfermedad

Migraña con aura típica

- Al menos 2 ataques que cumplan con los criterios B-D
- Aura consistente en al menos 1 de los siguientes, pero no debilidad motora: Síntomas visuales totalmente reversibles incluyendo rasgos positivos (por ej., destellos luminosos, escotomas o líneas) y/o rasgos negativos (pérdida de la visión)

Síntomas sensoriales totalmente reversibles incluyendo rasgos positivos (alfileres y agujas) y/o rasgos negativos (entumecimiento) Alteraciones totalmente reversibles de lenguaje disfásico

- Al menos 2 de los siguientes:
  Síntomas visuales homónimos y/o síntomas sensoriales unilateral Al menos uno de los síntomas del aura se desarrolla gradualmente de >/=5 minutos y/o diferentes síntomas del aura ocurren en sucesión de >/=5 minutes Cada síntoma dura >/=5 y

- La cefalea cumple con los criterios B-D para "Migraña sin aura" comenzando durante el aura o seguido del aura dentro de los 60 minutos.

- No atribuida a otra enfermedad.

Cefalea sin aura típica

- Como la "Migraña con aura típica", excepto:
- Aura consistente en al menos 1 de los siguientes, con o sin alteraciones del habla pero sin debilidad motora:
- Síntomas visuales totalmente reversibles incluyendo rasgos positivos (por ej., destellos luminosos, escotomas o líneas) y/o rasgos negativos (pérdida de la visión).
- Síntomas sensoriales totalmente reversibles incluyendo rasgos positivos (alfileres y agujas) y/o rasgos negativos (entumecimiento)
- Cefalea que no ocurre durante el aura ni tampoco seguido al aura dentro de los 60 minutos.

Criterios El Escorial para el Diagnóstico de Esclerosis Lateral Amiotrófica (ELA)

25

El Comité de la World Federation of Neurology, en 1994 presentó los Criterios de El Escorial, usados hasta la fecha como guías diagnósticas. Para realizar el diagnóstico de Esclerosis Lateral Amiotrófica (ELA) se requiere:

- Presencia de:
  (A:1) Evidencia de degeneración del tipo de neurona motora inferior (NMI), por examen clínico, electrofisiológico o neuropatológico.
  (A:2) Evidencia de degeneración de neurona motora superior (NMS) por examen clínico y
  (A:3) Diseminación progresivo de los síntomas o signos dentro de una región o de otras regiones, determinados por medio de la historia clínica o exploración física, junto con
- Ausencia de:
  (B:1) Evidencia electrofisiológica o patológica de otra enfermedad o proceso que pueda explicar los signos de degeneración de neurona motora superior o inferior, y
  (B:2) Evidencia de neuroimagen de otro proceso o enfermedad, que pueda explicar los signos clínicos y electrofisiológicos explicados.

El diagnóstico clínico de ELA, sin confirmación patológica,

Categorías diagnósticas:

- ELA Definitiva: Evidencia clínica de signos de NMS y de NMI en 3 regiones.*
- ELA probable: Evidencia clínica de signos de NMS y de NMI en al menos 2 regiones, con los signos de NMS predominando sobre los de NMI.

- ELA posible: Evidencia clínica de signos de NMS y de NMI en una región; o los signos de NMS están solamente presentes en una región, y los signos de NMI están definidos por criterios de electromiografía (EMG) en al menos 2 extremidades; con la apropiada aplicación de protocolos de neuroimagen y laboratorio para excluir otras causas.
- Sospecha de ELA: Signos puros de NMI en 2 ó 3 regiones (p. Ej., atrofia muscular progresiva y otros síndromes motores).

* región: bulbo raquídeo, médula cervical, médula dorsal, médula lumbosacra.
NMS: neurona motora superior. NMI: neurona motora inferior.
EMG: electromiografía.

Criterios Diagnóstico de la Enfermedad de Parkinson (EP)

26

Criterios Diagnóstico del Banco de Cerebros de la Sociedad de la Enfermedad de Parkinson del Reino Unido (UK PDSBB) basados en 3 pasos

Paso 1: Diagnóstico de Parkinsonismo

- Bradicinesia y al menos uno de los siguientes:
- Rigidez muscular
- Temblor en reposo de 4–6 Hz
- Inestabilidad postural no causada por disfunción visual primaria, vestibular, cerebelar o propioceptiva

Paso 2: Características que tienden a excluir la enfermedad de Parkinson como causa de Parkinsonismo

- Historia de apoplejías repetidas con progresión lenta de características parkinsonianas
- Historia de injurias repetidas de la cabeza
- Historia de encefalitis definida
- Tratamiento con neurolépticos al comienzo de los síntomas
- >1 afectación relativa
- Remisión sostenida
- Características estrictamente unilateral después de 3 años
- Parálisis supranuclear de la mirada
- Signos cerebelares
- Compromiso autonómico severo temprano
- Demencia severa temprana con disturbios de la memoria, lenguaje y praxis
- Signo de Babinski
- Presencia de un tumor cerebral o hidrocefalia comunicante en la tomografía computada (TC)

- Respuesta negativa a grandes dosis de levodopa (si la malabsorción es excluida)
- Exposición a 1-metil-4-fenil-1,2,3,6-tetrahidropiridina (MPTP)

Paso 3: Características que soportan un diagnóstico de enfermedad de Parkinson (tres o más son requeridos para el diagnóstico definitivo de enfermedad de Parkinson)

- Comienzo unilateral
- Temblor de reposo presente
- Enfermedad progresiva
- Asimetría persistente afectando el lado del comienzo
- Excelente respuesta (70–100%) a la levodopa
- Corea severa inducida por levodopa
- Respuesta a la levodopa por ≥5 años
- Curso clínico de ≥10 años

Criterios para el Diagnóstico de Enfermedad de Parkinson (Gelb y col., 1999) basados en agrupación de características clínicas de la enfermedad de Parkinson de acuerdo a la utilidad diagnóstica

Grupo A: Aspectos característicos de la enfermedad de Parkinson

- Temblor en reposo
- Bradicinesia
- Rigidez
- Comienzo asimétrico

Grupo B: Aspectos sugestivos de diagnósticos alternativos

- Características inusuales tempranas en el curso clínico
- Inestabilidad postural prominente en los primeros 3 años posteriores al comienzo de los síntomas
- Fenómeno de congelamiento (freezing) en los primeros 3 años
- Alucinaciones no relacionadas a medicamentos en los primeros 3 años
- Demencia precediendo a los síntomas motores o en el primer año

- Parálisis supranuclear de la mirada (otro que la restricción de la mirada ascendente) o enlentecimiento de los movimientos verticales de los ojos
- Síntomas severos de disautonomía no relacionadas a medicamentos
- Documentación de una condición conocida que produce Parkinsonismo y posibilidad de conectarlos con los síntomas del paciente (como consecuencia de lesiones cerebrales focales localizadas o uso de neurolépticos en los pasados 6 meses)

Criterios para diagnóstico POSIBLE de enfermedad de Parkinson:

- Al menos 2 de las 4 características del Grupo A presentes; al menos 1 de estos es temblor o bradicinesia
- Y uno de estos:
- Ninguna de las características del grupo B presentes
- Los síntomas han estado presentes por al menos 3 años y ninguna de las características del grupo B están presentes al día
- Y uno de estos:
- Respuesta sustancial y sostenida a la levodopa o a un agonista de la dopamina ha sido documentada
  O
- el paciente no ha tenido una adecuada prueba con levodopa o agonista de la dopamina

Criterios para el diagnóstico PROBABLE de Enfermedad de Parkinson:

- Al menos 3 o las 4 características del Grupo A presentes
  Y
- Ninguna de las características del Grupo B están presentes (nota: duración de los síntomas de al menos 3 años es necesario para reunir este requisito)
  Y
- Respuesta sustancial y sostenida a la levodopa o a un agonista de la dopamina ha sido documentada

Criterios para el diagnóstico DEFINITIVO de enfermedad de Parkinson:

- Todos los criterios para Enfermedad de Parkinson POSIBLE están presentes
  Y
- Confirmación histopatológica del diagnóstico es obtenida en la autopsia

Criterios propuestos para la confirmación histopatológica de la Enfermedad de Parkinson

- Depleción sustancial de células nerviosas con gliosis acompañando en la sustancia nigra
- Al menos 1 cuerpo de Lewy en la sustancia nigra o en el locus ceruleus (nota: para esto puede ser necesario examinar más de 4 secciones no superpuestas en cada de esas áreas antes de concluir que los cuerpos de Lewy están ausentes)
- No evidencia patológica de otras enfermedades que producen Parkinsonismo (por ej. parálisis supranuclear progresiva, atrofia sistémica múltiple, degeneración gangliónica cortico–basal)

Criterios Diagnósticos para Miastenia Gravis

27

Enfermedad de la transmisión neuromuscular caracterizada por debilidad fluctuante y fatigabilidad bulbar y de otros músculos voluntarios sin pérdida de los reflejos o alteración de la sensibilidad u otras funciones neurológicas.

Criterios diagnósticos

- Signos y síntomas característicos

Uno o más de los siguientes:
1. Diplopía, ptosis, disartria, debilidad en la masticación, dificultad en la deglución, debilidad muscular con los reflejos tendinosos profundos preservados, y, menos comúnmente, debilidad en la extensión y flexión del cuello, y debilidad de los músculos del tronco
2. Debilidad incrementada durante el ejercicio y uso repetitivo con al menos recuperación parcial de la fuerza después de períodos de reposo
3. Mejoría sustancial en la fuerza seguida de la administración de drogas anticolinesterasa (edrofonio (Tensilón®) y neostigmina);

y una o más de las siguientes pruebas complementarias:

- EMG y estimulación repetitiva de un nervio periférico: En la miastenia gravis la estimulación repetitiva a una frecuencia de 2 por segundo muestra una característica respuesta descendente el cuál es revertido por edrofonio o neostigmina. Los estudios de fibras únicas muestran aumento del jitter o intervalo interpotencial entre fibras musculares que pertenecen a una misma unidad motora.
- Anticuerpos para receptores de Acetilcolina

Exclusiones

- Enfermedades: síndrome miasténico congénito, miopatías restrictivas progresivas, miopatías esteroideas e inflamatorias, enfermedad de neurona motora, Esclerosis múltiple, variantes de síndrome de Guillain-Barré (por ej. síndrome de Miller-Fisher), Toxicidad por órganofosforados, botulismo, veneno de araña viuda negra, Síndrome de Eaton-Lambert, Ictus
- Medicamentos: agentes bloqueadores neuromusculares, aminoglucósidos, penicilamina, drogas antimaláricas, colistina, estreptomicina, polimicina B, tetraciclina
- Tastornos hidroelectrolíticos: hipokalemia; hipofosfatemia

Clasificación de severidad de Osserman:

- I: Miastenia ocular.
- IIA: Miastenia generalizada leve con lenta progresión: no crisis, responsiva a drogas.
- IIB: Miastenia generalizada moderadamente severa: compromiso esquelético y bulbar severo pero no crisis; respuesta a drogas menos que satisfactoria.
- III: Miastenia fulminante aguda, rápida progresión de síntomas severos, con crisis respiratorias y pobre respuesta a drogas.
- IV: Miastenia severa tardía, igual que III pero progresión de más de 2 años desde clase I a II.

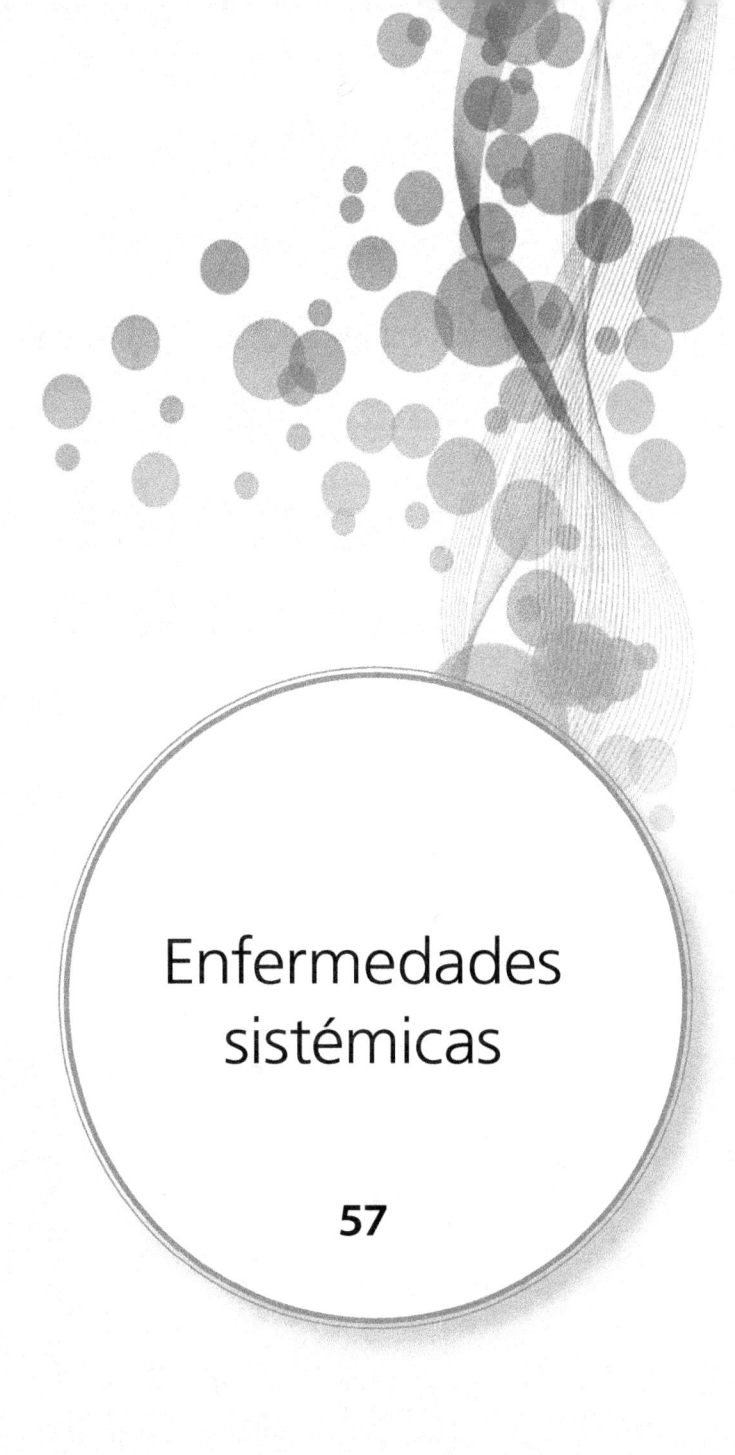

Enfermedades sistémicas

57

Criterios de Clasificación para el Diagnóstico de Lupus Eritematoso Sistémico

Cualquier combinación de 4 o más de los 11 criterios, bien documentado durante cualquier intervalo de la historia del paciente, hace el diagnósticos de LES (especificidad y sensibilidad son del 95% y 75%, respectivamente).

- Erupción malar: Eritema fijo, plano o alto, sobre las eminencias malares, que no suele afectar los surcos nasogenianos.
- Erupción discoide: Placas eritematosas altas, con descamación queratósica adherente y tapones foliculares; puede haber cicatrices atróficas en las lesiones más antiguas.
- Fotosensibilidad: Erupción cutánea a causa de una reacción insólita a la luz solar, referida por el paciente u observada por el médico.
- Úlceras bucales: Ulceración nasofaríngea, por lo común indolora, observada por un médico.
- Artritis: Artritis no erosiva que afecta dos o más articulaciones periféricas, caracterizada por dolor a la palpación, tumefacción o derrame.
- Serositis: Pleuritis o pericarditis documentada por electrocardiograma o frote o evidencia de derrame pericárdico.
- Enfermedad renal: Proteinuria persistente mayor a 0,5g/día o 3+ o cilindros celulares.
- Trastorno neurológico: Convulsiones o psicosis en ausencia de otra causa conocida.
- Trastorno hematológico: Anemia hemolítica o leucopenia (< 4.000/mm3) o linfopenia: (< 1.500/mm3) o trombocitopenia (< 100.000/mm3) en ausencia de fármacos que produzcan esta alteración.
- Trastorno inmunológico: Anti-DNA, anti-Sm, y/o Anticuerpos anti-fosofolipídicos (AFL).
- Anticuerpo antinuclear: Un título anormal de ANA por inmunofluorescencia o análisis equivalente en cualquier momento y en ausencia de medicamentos relacionados con el síndrome de lupus de origen farmacológico.

Definición de Síndrome Urémico Hemolítico

Descripción clínica

El síndrome urémico hemolítico (SUH) se caracteriza por el comienzo agudo de anemia hemolítica microangiopática, lesión renal, y un recuento bajo de plaquetas. La púrpura trombocitopénica trombótica (TTP) también se caracteriza por estas características, pero puede incluir el compromiso del sistema nervioso central (SNC), fiebre y puede tener un comienzo más gradual. La mayoría de los casos de síndrome urémico hemolítico (pero pocos casos de TTP) se producen después de una enfermedad gastrointestinal aguda (por lo general diarrea).

Criterios diagnóstico de laboratorio

Los siguientes están presentes en algún momento durante la enfermedad:
- Anemia (comienzo agudo) con cambios microangiopáticos (es decir, esquistocitos, células en fresa, o células en casco) en el frotis de sangre periférica, y
- El daño renal (comienzo agudo) evidenciado por hematuria, proteinuria, o nivel de creatinina elevado (por ejemplo, >/= 1,0 mg/dl en un niño menor de 13 años o >/=1,5 mg/dL en una persona de 13 años o más, o un aumento>/= 50% respecto al valor basal).

Nota: Un recuento bajo de plaquetas puede por lo general, pero no siempre, ser detectado precozmente en la enfermedad, pero puede llegar a ser normal o incluso elevado. Si un recuento de plaquetas obtenido dentro de los 7 días después del comienzo de la enfermedad gastrointestinal aguda, no es <150,000/mm3, otros diagnósticos deben ser considerados.

Clasificación de los casos

Probable

Una enfermedad aguda diagnosticada como síndrome urémico hemolítico o TTP que cumple los criterios de laboratorio en un paciente que no tiene una historia clara de la diarrea aguda o sanguinolenta en las 3 semanas anteriores,

ó

Una enfermedad aguda diagnosticada como síndrome urémico hemolítico o TTP que (a) se inició dentro de las 3 semanas después del comienzo de una diarrea aguda o con sangre y (b) cumplen los criterios de laboratorio, excepto que los cambios microangiopáticos no estén confirmados.

Confirmado

Una enfermedad aguda diagnosticada como síndrome urémico hemolítico o TTP que cumple tanto los criterios de laboratorio como los del comienzo dentro de las 3 semanas después de la aparición de un episodio de diarrea aguda o con sangre.

Comentario

Algunos investigadores consideran que el HUS y la TTP son parte de una enfermedad contínua. Por lo tanto, los criterios para el diagnóstico de TTP sobre la base del compromiso del SNC y la fiebre no se proporcionan, porque los casos diagnosticados clínicamente como TTP postdiarrea deben cumplir también los criterios para el síndrome urémico hemolítico. Estos casos son reportados como SUH postdiarrea.

Criterios Diagnóstico para Coagulación Intravascular Diseminada (CID)

Clasificación	Definición	Criterios Diagnóstico
Biológica CID	Defecto hemostático sin manifestaciones clínicas.	D-Dímeros Elevados y 1 criterio mayor para consumo de plaquetas o factores de coagulación. ó 2 criterios menores para consumo de plaquetas o factores de coagulación.
Clínica CID	Defecto hemostático con manifestaciones isquémicas o hemorrágicas.	Lo mismo que arriba + sangrado microvascular y/o trombosis.
CID Complicado	Defecto hemostático con manifestaciones isquémicas o hemorrágicas que pone en riesgo la función de órganos o el pronóstico del paciente.	Lo mismo que arriba + fallo orgánico (único o múltiple).

Detalles de los criterios de laboratorio

- D-Dímeros mayor de 500 µg/L.
- Consumo de plaquetas.
- Menor: conteo de plaquetas entre 50 y 100.000·/mm3.
- Mayor: conteo de plaquetas menor de 50.000·/mm3.
- Consumo de factores de coagulación.
- Menor: RIN del TP entre 1,2 y 1,5.
- Mayor: RIN del TP mayor de 1,5.

RIN del TP = rango internacional normatizado del tiempo de protrombina. La elevación de los D-Dímeros no son específicos de CID. Igualmente, las manifestaciones clínicas de CID no son específicas.]

Diagnóstico de Anemia Ferropénica

31

El diagnóstico de anemia ferropénica requiere que el paciente tenga anemia y mostrar evidencia de laboratorio de deficiencia de hierro. Los glóbulos rojos de la anemia ferropénica se describen generalmente como microcítica (es decir, volumen corpuscular medio menor de 80 um3 [80 fL]) e hipocrómica, sin embargo, la manifestación de la deficiencia de hierro se produce en varias etapas.

Los pacientes con una concentración de ferritina sérica inferior a 25 ng por mililitro (25 mcg por litro) tienen una probabilidad muy alta de padecer deficiencia de hierro. La prueba diagnóstica inicial más precisa en la anemia ferropénica es la medición de ferritina sérica. Los valores de ferritina sérica mayor de 100 ng por ml (100 mcg por litro) indican reservas adecuadas de hierro y una baja probabilidad de anemia ferropénica. En algunas poblaciones, como aquellos con enfermedad inflamatoria o cirrosis, estas pruebas deben ser interpretados de forma ligeramente diferente debido a que la ferritina es un reactante de fase aguda. Los puntos de corte para anormalidad en estos pacientes por lo general son más altos.

Diagnóstico de Anemia Ferropén

Adultos con anemia*		Adultos mayores de 65	
Prueba	Probabilidad	Prueba	Probabilidad
Volumen corpuscular medio		Volumen corpuscular medio	
Menor de 70 um3 (70 fL)	12.5		
70 a 74 um3 (74 fL)	3.3	Menor de 75 um3	8.82
75 a 79 um3 (75 to 79 fL)	1.0	75 a 85 um3	1.35
80 a 84 um3 (80 to 84 fL)	0.91	86 a 91 um3 (86 to 91 fL)	0.64
85 a 89 um3 (85 to 89 fL)	0.76	92 a 95 um3 (92 to 95 fL)	0.34
90 um3 (90 fL) o más	0.29	Más de 95 fL	0.11

Ferritin	
Menor de 15 ng/mL (15 mcg/L)	
15 a 24 ng/mL (15 to 24 mcg/L)	51.8
25 a 34 ng/mL (25 to 34 mcg/L)	8.8
35 a 44 ng/mL (35 to 44 mcg/L)	2.5
45 a 100 ng/mL (45 to 100 mcg/L)	1.8
Más de 100 ng/mL	0.54
	0.08

Ferritin	
Menor de 19 ng/mL (19 mcg/L)	41.0
19 to 45 ng/mL (19 to 45 mcg/L)	3.1
46 to 100 ng/mL (46 to 100 mcg/L)	0.46
Más de 100 ng/mL	0.13

Transferrin saturation	
Menor de 5 %	10.5
5 a 9 %	2.5
10 a 19 %	0.81
20 a 29 %	0.52
30 a 49 %	0.43
50 % o más	0.15

Transferrin saturation	
Menor de 5 %	16.51
5 a 8 %	1.43
8 a 21 %	0.57
Más de 21 %	0.28

* Hemoglobina menor de 13 g/dL [130 g/L] para hombres y menor de 12 g/dL [120 g/L] para mujeres.

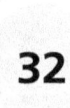

32

Criterios Diagnóstico para Dermatitis Atópica

Criterios Diagnóstico de Hanifin y Rajka para Dermatitis Atópica (DA)

Criterios Mayores: Debe tener tres o más:

- Prurito
- Distribución y morfología típica.
  1. Liquenificación o linearidad flexional en adultos.
  2. Compromiso extensor y facial en infantes y niños.
- Dermatitis crónica o crónicamente recidivante.
- Historia personal o familiar de atopias (asma, rinitis alérgica, dermatitis atópica).

Criterios Menores: Deben tener 3 o más de:

- Xerosis.
- Ictiosis, hiperlinearidad palmar, o queratosis pilaris.
- Reactividad a pruebas cutáneas inmediata (tipo 1).
- IgE sérico elevado.
- Comienzo a temprana edad.
- Tendencia a infecciones cutáneas (especialmente *S. aureus* y herpes simplex) o defecto en la inmunidad mediada por células.
- Tendencia a dermatitis en manos y pies inespecíficas.
- Eczema del pezón.
- Queilitis.
- Conjuntivitis recurrente.
- Pliegue infraorbitario de Dennie-Morgan.
- Queratocono.
- Cataratas anterior subcapsular.
- Oscurecimiento orbitario (ojeras).
- Eritema o palidez facial.

- Pitiriasis alba.
- Pliegues anteriores del cuello.
- Prurito al sudar (hipersudoración).
- Intolerancia a lanas y solventes orgánicos.
- Acentuación perifolicular.
- Intolerancia a alimentos.
- Curso influenciado por factores ambientales o emocionales.
- Dermografismo blanco.

Criterios Universales Sugeridos por la American Academy of Dermatology para Dermatitis Atópica (DA)

- Características esenciales; deben estar presentes y, si es completo, son suficientes para el diagnóstico.
  1. Prurito.
  2. Cambios eczematosos que son agudos, subagudos, o crónicos:
     a. Patrones específicos para la edad y típicos.
        (i) Compromiso facial, cuello, y extensor en infantes y niños
        (ii) Lesiones flexionales actuales o previas en adultos/cualquier edad.
        (iii) Respeta las regiones inguinales y axilares.
     b. Curso crónico o recidivante.
- Características importantes que se ven en la mayoría de los casos, y soportan el diagnóstico.
  1. Comienzo a temprana edad.
  2. Atopia (reactividad a IgE).
  3. Xerosis.
- Características asociadas: Asociaciones clínicas; ayudan a sugerir el diagnóstico de Dermatitis Atópica pero son inespecíficas para ser utilizadas para definir o detectar Dermatitis Atópica en estudios de investigación y epidemiológicos.
  1. Queratosis pilaris/Ictiosis/Hiperlinearidad palmar.
  2. Respuesta vascular atípica.
  3. Acentuación perifolicular/Liquenificación/Prurigo.
  4. Cambios oculares/periorbitales.
  5. Lesiones periorales/periauriculares.
- Exclusiones: El diagnóstico de certeza de Dermatitis Atópica depende de la exclusión de condiciones como escabiosis, dermatitis alérgica por contacto, dermatitis seborreica, linfoma cutáneo, ictiosis, psoriasis, y otras entidades primarias.

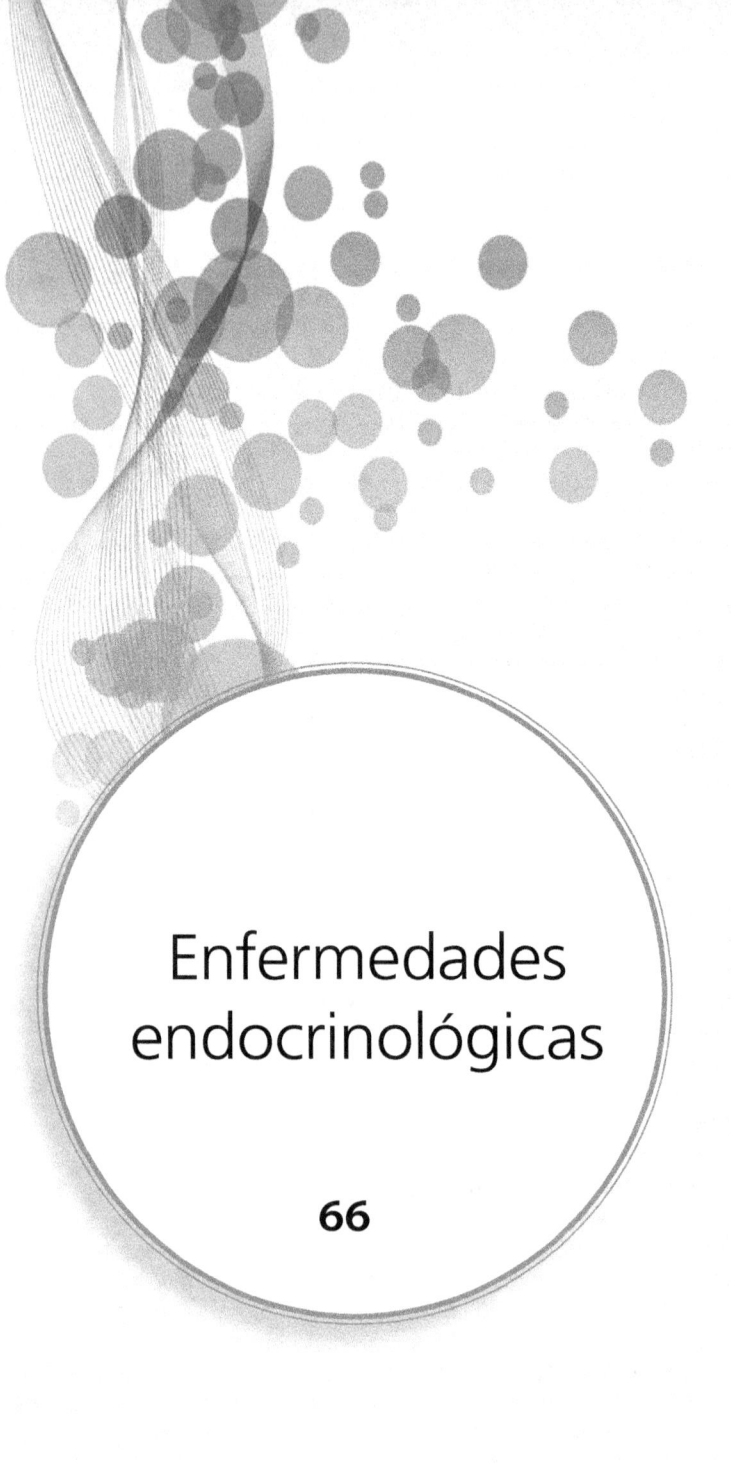

Enfermedades
endocrinológicas

66

Criterios para el Diagnóstico de Síndrome de Cushing

33

La evaluación de los pacientes con sospecha de síndrome de Cushing (SC) es complejo y costoso, y el diagnóstico es a menudo un reto para el clínico. La mayoría de los pacientes con sospecha inicial de SC no tienen esta condición, y por lo tanto, los procedimientos de screening eficientes son necesarios para identificar a los pocos pacientes que requieren una investigación adicional en centros especializados.

Presentaciones clínicas atípicas (hipercortisolismo leve, SC cíclica, SC subclínico) o las formas de pseudo-SC (depresión, alcoholismo) complican aún más la evaluación.

Las investigaciones de laboratorio del SC se basa en la demostración de la secreción de cortisol inapropiada con la pérdida de la retroalimentación negativa fisiológica. Varias pruebas se han utilizado ampliamente, pero ninguna ha demostrado ser perfectamente capaz de distinguir todos los casos de SC, y una cascada ordenada y adecuada de pruebas es necesario. La medición de cortisol en más de una recolección de orina de 24 horas y/o prueba de supresión de dexametasona (PSD) en bajas dosis se recomiendan como prueba de screening de primera línea, con el reconocimiento de que falsos positivos son frecuentes, según el criterio de interpretación utilizado. El cortisol salival en la tarde-noche también se propone como una prueba de detección útil, aunque los datos publicados son todavía preliminares. La evaluación diagnóstica no debe continuar a tratar de establecer la etiología precisa del hipercortisolismo a menos que el diagnóstico de SC sea inequívoco. Los niveles de ACTH, la prueba de estimulación con CRH, la prueba de supresión de dexametasona (PSD) en altas dosis, y las imágenes adecuadas son las investigaciones no invasivas más útiles para el diagnóstico diferencial de SC. El muestreo del seno petroso inferior bilateral (BIPSS) para medición de ACTH se recomienda en pacientes con SC ACTH-dependiente cuya clínica, estudios bioquímicos o radiológicos son discordantes o dudosos.

Sospecha clínica

- Incremento de cortisol libre urinario (tres colecciones de 24hs).
- Falta de supresión después de la prueba con dosis bajas de dexametasona.
- Aumento del cortisol en saliva a la «tarde-noche» (prueba evaluada incompletamente).
- Cuando sea necesario.
- Cortisol plasmático a la medianoche.
- Ritmo diurno de cortisol.
- PSD con bajas dosis 2 mg/día 48 horas y prueba de CRH.

Síndrome de Cushing (hipercortisolismo)

	Adrenal	Pituitario	Ectópico
ACTH	bajo	normal/alto	normal/muy alto
Prueba de CRH	sin respuesta	responde	rara vez responde
DEX 8 mg	no hay represión	supresión	rara vez suprime
TC/RNM suprarrenales	Masa(s)	normal/ hiperplasia	normal/ hiperplasia
RNM hipofisaria	normal	tumor (60%)	normal
BIPSS	no aplicable	gradiente (PIT/ periferica)	sin gradiente (PIT/periferica)

Abreviaturas: hormona adrenocorticotrópica (ACTH), hormona liberadora de corticotropina (CRH), prueba de supresión con dexametasona (DST), muestreo del seno petroso inferior bilateral (BIPSS), dexametasona (DEX).]

Diagnóstico de Síndromes de Neoplasia Endocrina Múltiple

Síndrome	Gen mutado	Manifestaciones
MEN1	MEN1	Hiperparatiroidismo primario (usualmente hiperplasia de cuatro glándulas), adenomas hipofisarios anteriores, tumores del páncreas endocrino y duodeno, carcinoides embrionarios
MEN subtipo 2A	Proto-oncogen RET	Cáncer medular de tiroides, feocromocitoma, hiperparatiroidismo primario (usualmente adenoma único), amiloidosis liquen cutáneo, enfermedad de Hirschsprung
MEN subtipo 2B	Proto-oncogen RET	Cáncer medular de tiroides, feocromocitoma, hábito corporal marfanoide, características faciales que resultan de neuromas mucosos, ganglioneuromatosis del tracto gastrointestinal
Cáncer medular de tiroides familiar	Proto-oncogen RET	Cáncer medular de tiroides en al menos cuatro miembros de la familia, con ausencia documentada de otras endocrinopatías
Síndrome de tumor hiperparatiroidismo-mandibular	HRPT2	Hiperparatiroidismo primario (usualmente adenoma único), fibromas osificantes de maxilar o mandíbula, quistes renales y hamartomas, 15% de riesgo de carcinoma paratiroideo

Hiperparatiroidismo familiar aislado	MEN1, HRPT2, CASR, otro	Hiperparatiroidismo primario no sindrómico
Hipercalcemia hipocalciúrica familiar	CASR	Hipercalcemia benigna; de manejo médico únicamente
Síndrome de von Hippel-Lindau (VHL)	VHL	Feocromocitoma, hemangioblastoma retinal y del sistema nervioso central, quistes renales y carcinoma de células claras, quistes pancreáticos y tumores de células de islotes, tumores del saco endolinfático, cistadenomas papilares del epidídimo y ligamento ancho
Feocromocitoma familiar / síndrome paraganglioma	SDHB, SDHC, SDHD	Paragangliomas múltiples y feocromocitoma
Neurofibromatosis tipo I	NF1	Feocromocitoma, rasgos físicos característicos (por ejemplo, manchas café con leche, neurofibromas, pecas axilares e inguinales)
Síndrome Cowden	PTEN	Cáncer no medular de tiroides (usualmente folicular antes que papilar); tumores benignos y malignos de piel, mucosa oral, mamas, y útero
Poliposis adenomatosa familiar	APC	Cientos de pólipos adenomatosos de colon, cáncer de colon, variante morular cribriforme de cáncer papilar de tiroides
Complejo Carney	PRKAR1A	Tumores endocrinos (incluyendo tiroideos, pituitarias, enfermedad adrenocortical nodular pigmentada primaria), característica pigmentación de la piel, mixomas, schwannomas melanóticos
Cáncer tiroideo no medular familiar	Desconocido	Cáncer tiroideo no medular no sindrómico

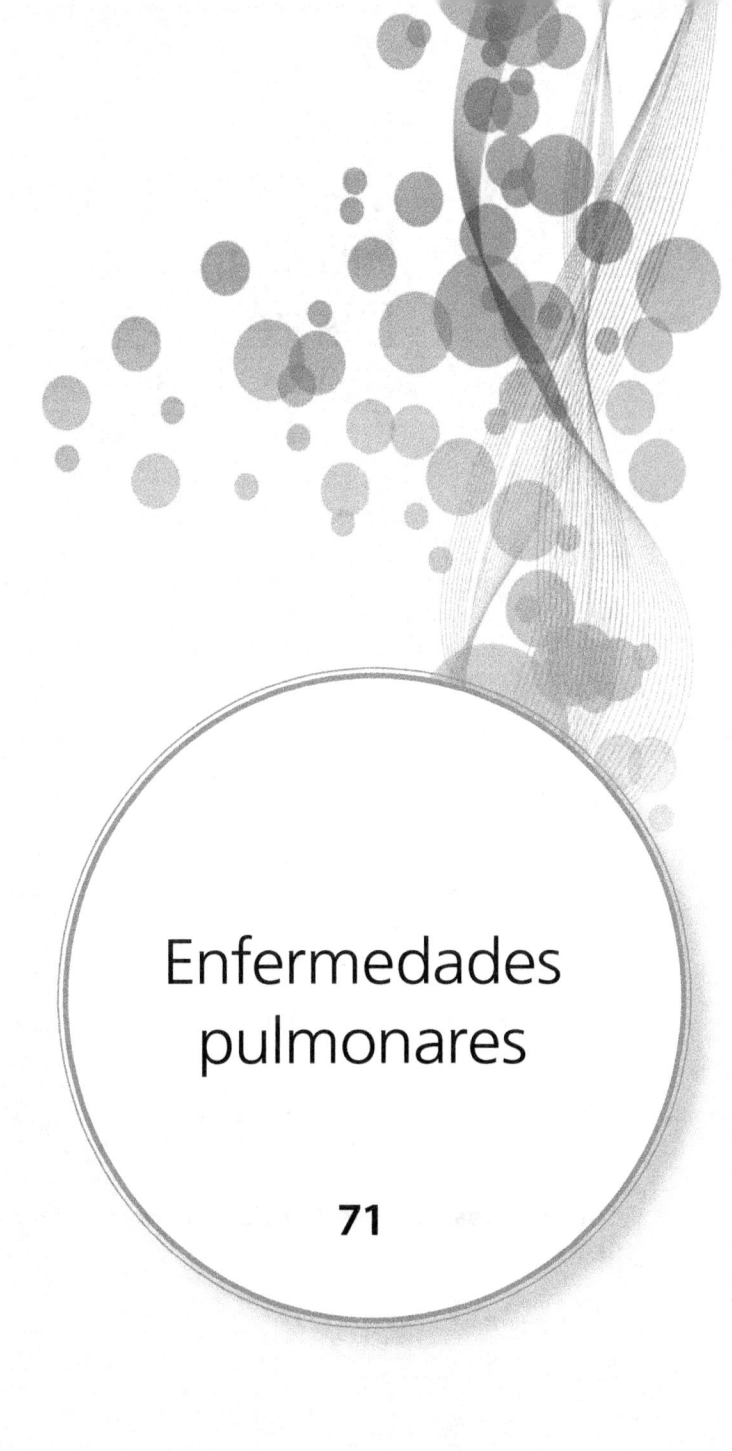

Enfermedades pulmonares

71

Criterios Diagnóstico para Síndrome de Distrés Respiratorio del Adulto

35

El Síndrome de Distrés Respiratorio del Adulto (SDRA) es un síndrome de inflamación e incremento de la permeabilidad asociado con una constelación de anormalidades clínicas, radiológicas, y fisiológicas inexplicadas por elevaciones en presión auricular izquierda o capilar pulmonar.

Todas las definiciones de este síndrome incluyen pacientes en quienes se encuentran los siguientes criterios:
- Condición asociada identificable.
- Comienzo agudo.
- Presión en cuña (wedge) de la arteria pulmonar </=18 mm Hg o ausencia de evidencia clínica de hipertensión auricular izquierda
- Infiltrados bilaterales en la radiografía de tórax.
- Injuria pulmonar aguda está presente si la relación Pao2/Fio2 es </= 300.
- Síndrome de Distrés Respiratorio Agudo está presente si la relación Pao2/Fio2 es </= 200.

SDRA = síndrome de distrés respiratorio agudo; Pao2 = presión parcial arterial de oxígeno; Fio2 = fracción inspirada de oxígeno.

Condiciones Clínicas Asociadas con Desarrollo de SDRA

Injuria pulmonar directa:
- Neumonía.
- Aspiración de contenido gástrico.
- Injuria por inhalación.
- Ahogamiento.

- Contusión pulmonar.
- Embolia grasa.
- Edema de reperfusión pulmonar post transplante pulmonar o embolectomía pulmonar.

Injuria pulmonar indirecta:
- Sepsis.
- Trauma severo.
- Pancreatitis aguda.
- Bypass cardiopulmonar.
- Transfusiones masivas.
- Sobredosis de drogas.

Criterios de Light para Derrame Pleural Exudativos

36

Los derrames pleurales transudativos y exudativos son distinguidos por mediciones de lactato dehidrogenasa (LDH) y niveles de proteínas en el líquido pleural. En los derrames pleurales exudativos se encuentra al menos uno de los siguientes criterios, mientras que en los derrames pleurales transudativos no se encuentra ninguno:

1. Proteínas del líquido pleural/proteínas séricas >0,5.
2. LDH del líquido pleural/LDH sérica >0,6.
3. LDH del líquido pleural más de dos tercios del límite superior normal para el suero.

Estos criterios no identifican aproximadamente el 25% de los transudados como exudados. Si uno o más de los criterios de exudado se encuentran y el paciente es clínicamente compatible de presentar una enfermedad que produce derrame transudativo, la diferencia entre los niveles de albúmina en el suero y el líquido pleural deberían ser medidos. Si este gradiente es mayor de 12 g/L (1,2 g/dL), la categorización de exudativo por los criterios antes mencionados pueden ser ignorados porque casi todos de estos pacientes presentan un derrame pleural transudativo.

Si un paciente cumple con los criterios de derrame pleural exudativo, las siguientes pruebas en el líquido pleural deberían ser realizadas: descripción del líquido, niveles de glucosa, conteo diferencial de células, estudios microbiológicos, y citología.

Clasificación de la Severidad del Asma Bronq

	Sintomas/ Diurnos	Sintomas/ Nocturnos	PEF o FEV1	Variabilidad PEF
PASO 1 Intermitente	< 1 vez a la semana Asintomático y PEF normal entre ataques		>/= 80%	< 20%
PASO 2 Leve Persistente	> 1 vez a la semana pero < 1 vez al día Los ataques pueden afectar la actividad	> 2 veces al mes	>/= 80%	20-30%
PASO 3 Moderado Persistente	Diarios Los ataques afectan la actividad	> 1 vez a la semana	60%-80%	> 30%
PASO 4 Severo Persistente	Continuos Actividad física limitada	Frecuentes		> 30%

Abreviaturas: FEV1: Volumen Espiratorio Forzado en el premier segundo, PEF: Flujo Espiratorio Pico

- La presencia de una de las características de severidad es suficiente para encasillar al paciente en esa categoría.
- Los pacientes de cualquier nivel de severidad aunque presenten asma intermitente pueden presentar ataques severos.

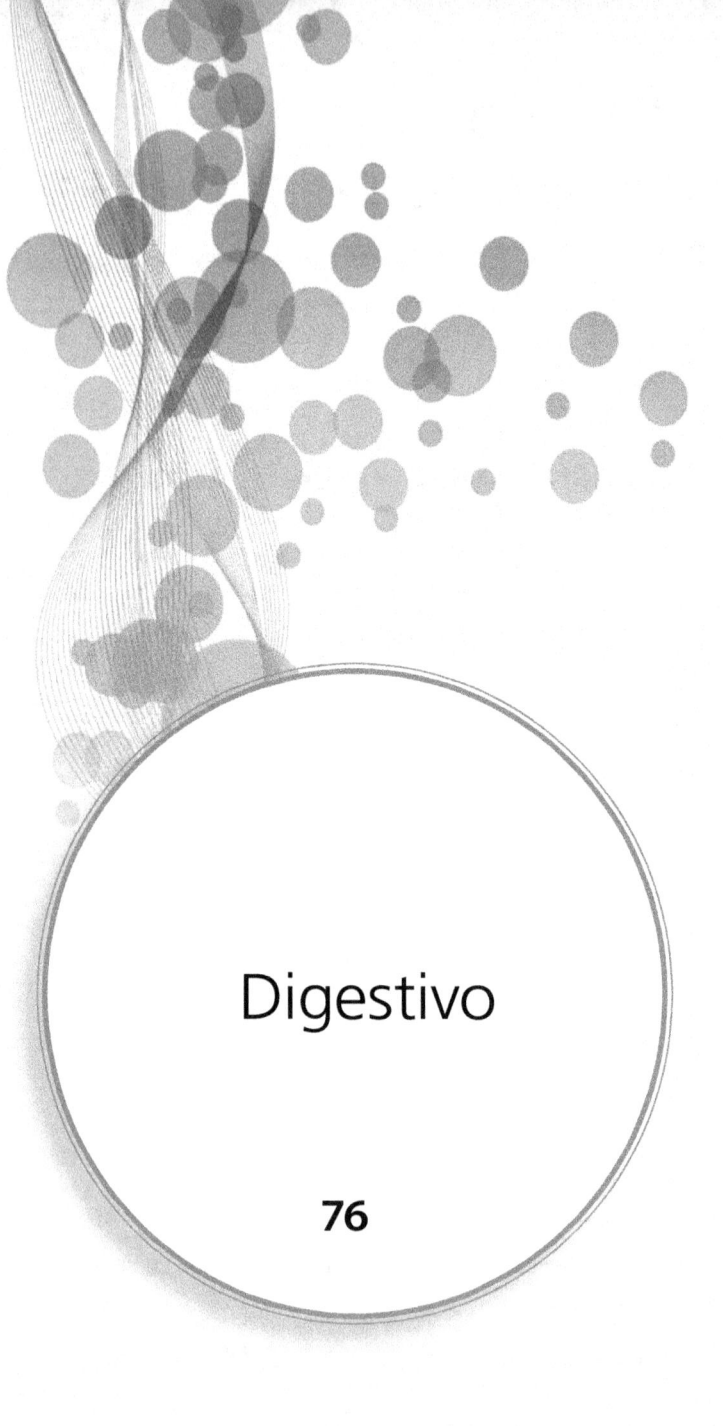

Digestivo

76

Criterios diagnóstico para colangitis aguda: Guía Tokio

Contexto clínico y manifestaciones clínicas

- Historia de enfermedad biliar.
- Fiebre y/o escalofrío.
- Ictericia.
- Dolor abdominal (cuadrante superior derecho o región superior).

Datos de laboratorio

- Evidencia de respuesta inflamatoria: recuento de glóbulos blancos anormal, aumento del nivel de proteína C reactiva (PCR) en suero, y otros cambios que indican la inflamación.
- Anomalías en las pruebas de función hepática: incremento de niveles séricos de FAL, r-GTP (GGT), GOT y GPT.

Hallazgos por imagen

- Dilatación biliar, o evidencia de una etiología (estenosis, litiasis, prótesis o stent, etc).

Diagnóstico de sospecha: dos o más items en A.
Diagnóstico definitivo: (1) Tríada de Charcot (2+3+4) ó (2) Dos o más items en A + ambos items en B y el item C.

Definiciones de los criterios de evaluación de severidad para colangitis aguda

Leve (grado I)

Colangitis aguda «Leve (grado I)» se define como colangitis aguda que responde al tratamiento médico inicial.

Moderada (grado II)

Colangitis aguda «Moderada (grado II)» se define como colangitis aguda que no responde al tratamientoa médico inicial y no se acompaña de disfunción orgánica.

Severa (grado III)

Colangitis aguda «Severa (grado III)» se define como colangitis aguda que se asocia con la aparición de disfunción de al menos uno de los siguientes órganos/sistemas:1. Sistema cardiovascular: Hipotensión que requiere dopamina $>/= 5$ ug/kg por minuto, o cualquier dosis de dobutamina2. Sistema nervioso: Alteración de la consciencia3. Sistema respiratorio: relación PaO2/FiO2 $<3004.> 2,0$ mg/dl5. Hígado: TP-RIN $> 1,56$. Sistema hematológico: plaquetas $<100> 75$ años) y pacientes con comorbilidades médicas, deben ser estrechamente monitoreados aCuidados de soporte general y antibióticos.

Criterios Diagnóstico para Hepatopatía Cardíaca

La hepatopatía cardiaca, daño hepático causado por una disfunción cardiaca, es una entidad común, pero se ha caracterizado de manera incompleta, en particular la relación entre la hemodinámica y la histología.

Criterios Diagnóstico para Hepatopatía Cardíaca

- Biopsia hepática compatible con hepatopatía cardiaca
- Al menos una de las siguientes mediciones hemodinámicas anormales:
  1. presión en la aurícula derecha superior a 10 mm Hg.
  2. presión arterial pulmonar media mayor de 25 mm Hg.
  3. presión capilar pulmonar en cuña superior a 15 mm Hg.

- Índice cardíaco inferior a 2,2 L/min m2.
- Shock circulatorio clínicamente evidente o insuficiencia cardíaca congestiva.

  Otras causas de enfermedad hepática como hepatitis B, hepatitis autoinmune, cirrosis biliar primaria, colangitis esclerosante primaria, hemocromatosis, enfermedad de Wilson, y deficiencia de 1-antitripsina deben ser excluidos.

  Los pacientes con consumo excesivo de alcohol (30 g/d en las mujeres y 50 g/d en los hombres) también deben ser excluidos.

Clasificación Child-Pugh de Severidad de Enfermedad Hepática

La clasificación modificada Child-Pugh de severidad de enfermedad hepática se realiza de acuerdo al grado de ascitis, las concentraciones plasmáticas de bilirrubina y albúmina, el tiempo de protrombina, y el grado de encefalopatía.

Parámetros	Puntos asignados		
	1	2	3
Ascitis	Ausente	Leve	Moderada
Bilirrubina, mg/dL		2-3	>3
Albúmina, g/dL	>3,5	2,8-3,5	<2,8
Tiempo de protrombina * Segundos sobre el control * RIN	1-3 <1,8	4-6 1,8-2,3	>6 >2,3
Encefalopatía	No	Grado 1-2	Grado 3-4

Una puntuación total de 5-6 es considerada grado A (enfermedad bien compensada); 7-9 es grado B (compromiso funcional significativo); y 10-15 es grado C (enfermedad descompensada). Estos grados se correlacionan con la sbrevivencia del paciente al año y a los 2 años.

Grado	Puntos	Sobrevivencia del paciente al año (%)	Sobrevivenciadel paciente a los 2 años (%)
A: enfermedad bien compensada	5-6	100	85
B: compromiso funcional significativo	7-9	80	60
C: enfermedad descompensada	10-15	45	35

Diagnóstico de Peritonitis Bacteriana Espontánea (PBE)

Indicaciones para paracentesis diagnóstica

- Pacientes cirróticos con ascitis en la admisión.
- Pacientes cirróticos con ascitis y signos o síntomas de infección: fiebre, leucocitosis, dolor abdominal.
- Pacientes cirróticos con ascitis que se presentan con un cuadro clínico que se deteriora durante la hospitalización: deterioro de la función renal, encefalopatía hepática, hemorragia gastrointestinal
- Pacientes con ascitis de reciente comienzo.

Análisis del líquido Peritoneal

Pruebas y contenido del líquido ascitico	Comentarios
Albúmina	Diagnóstico diferencial de ascitis de acuerdo al gradiente sérico-ascitis de albúmina
Células	Conteo celular y recuento diferencial
Cultivos	Cultivos para bacterias aeróbicas y anaeróbicas

Análisis adicionales del líquido ascítico

Pruebas y contenido del líquido ascitico	Comentarios
Proteínas totales	Valores >1 g/dl sugiere peritonitis secundaria en lugar de PBE
Lactato dehidrogenasa	Valores por encima del límite superior normal para el suero sugiere peritonitis secundaria en lugar de PBE

Glucosa	Valores <50 mg/dl sugiere peritonitis secundaria en lugar de PBE
Antígeno carcinoembrionario	Valores >5 ng/ml sugiere perforación víscera hueca
Fosfatasa alcalina	Valores >240 U/litro sugiere perforación víscera hueca
Amilasa	Valores marcadamente elevados (a menudo >2000 U/litro o 5 veces los niveles séricos) en pacientes con ascitis pancreática o perforación de víscera hueca
Triglicéridos	Valores >200 mg/dl sugiere ascitis quilosa
Citología	La sensibilidad se incrementa si tres muestras son remitidas y rápidamente evaluadas
Cultivo para Micobacterias	Sensibilidad solo del 50%

Diagnóstico Diferencial de Ascitis de Acuerdo al Gradiente Sérico-Ascitis de Albúmina

Gradiente >1.1 g/dl (hipertensión portal)	Gradiente <1.1 g/dl
Cirrosis	Carcinomatosis peritoneal
Hepatitis alcohólica	Peritonitis tuberculosa
Ascitis cardiaca	Ascitis pancreática
Trombosis de la vena Porta	Ascitis biliar
Síndrome de Budd-Chiari	Síndrome nefrótico
Metástasis hepáticas	Serositis

El diagnóstico de PBE es sugerido por un recuento de polimorfonucleares (PMN) en exceso de 250 células por milímetro cúbico en ausencia de evidencia de una fuente alternativa de infección (peritonitis secundaria), como perforación de víscera hueca o absceso intra-abdominal.

La determinación de niveles de proteínas totales, lactato dehidrogenasa, y glucosa en el líquido ascético puede ayudar a diferenciar entre PBE y peritonitis secundaria. El cultivo es utilizado para confirmar el diagnóstico de PBE.

Otros títulos de iMedPub:

- **La Salud en los Medios** por Roxana Tabakman.
- **Redacción de Artículos Científicos en Ciencias de la Salud** por Diego Camps.
- **Cerebro, mente y conciencia. Un enfoque multidisciplinar** de Alejandro Melo Florián.
- **Casos Clínicos. Semiología y Publicación** de Ricardo Correa y Christian Ortega.
- **Recopilatorio de Criterios diagnósticos**, de Carlos Vázquez.
- **Legitimo fibrocemento. Una historia de medicina y media de amor en San Carlos de Bariloche, Argentina** la historia de la rotación de un MIR, Roberto Sánchez Sánchez, en tierras argentinas.
- **142.942 Esclerosis múltiple en primera persona** de Maria Paz Giambastiani.

En Medicalia.org.es
Los médicos disponen de una red social para intercambiar experiencias clínicas, comentar casos y compartir conocimiento. También proporciona acceso gratuito a numerosas publicaciones. ¡Únase ahora!
http://medicalia.org.es/

Síguenos: